国家自然科学基金青年基金项目（编号 81600848）

牙体组织发育的基础研究

主　编　谢晓华

副主编　王丽杰　何志伟　王博

编　委　（按姓氏汉语拼音排序）

耿硕硕（哈尔滨医科大学附属第二医院）

何志伟（哈尔滨医科大学附属第二医院）

胡　菲（哈尔滨医科大学附属第二医院）

黄文杰（哈尔滨医科大学附属第二医院）

刘向晖（哈尔滨医科大学附属第二医院）

刘　昕（哈尔滨医科大学附属第二医院）

罗晓娜（哈尔滨医科大学附属第二医院）

吕　晶（哈尔滨医科大学附属第一医院）

苗　楠（哈尔滨医科大学附属第二医院）

王　博（黑龙江省第二医院）

王丽杰（大庆油田总医院）

王　宁（哈尔滨医科大学附属第二医院）

谢晓华（哈尔滨医科大学附属第二医院）

袁梦桐（哈尔滨医科大学附属第二医院）

科学出版社

北　京

内 容 简 介

本书从牙齿组织的发育、胶原蛋白和非胶原蛋白在牙齿组织发育中的作用、非胶原蛋白 SIBLINGs 在牙本质发育中的作用以及非胶原蛋白 KLK4 和 CTSC 在牙齿釉质发育过程中的作用四个方面介绍牙体组织发育的相关基础研究。详细介绍了牙齿硬组织、牙周组织、神经和血管的形成以及牙根的发育；牙发育阶段的形态发生、牙齿发育的信号中心、牙本质的发育生成和细胞外基质在牙本质生成中的作用；非胶原蛋白 SIBLINGs（DMP1、DSPP、BSP、OPN）的结构、表达部位和功能；非胶原蛋白 KLK4 和 CTSC 在牙釉质发育中的表达等。同时还阐述了牙的发育是一个上皮与间充质相互作用的复杂过程以及非胶原蛋白在牙体发育中的作用机制。

本书供相关专业学生，临床口腔研究工作者学习参考阅读。

图书在版编目（CIP）数据

牙体组织发育的基础研究 / 谢晓华主编. —北京：科学出版社，2019.11

ISBN 978-7-03-062938-8

Ⅰ. ①牙⋯ Ⅱ. ①谢⋯ Ⅲ. ①牙体-口腔外科学-技术培训-教材 Ⅳ. ①R781.05

中国版本图书馆 CIP 数据核字(2019)第 242330 号

责任编辑：王锞韫 / 责任校对：郭瑞芝
责任印制：徐晓晨 / 封面设计：陈　敬

科 学 出 版 社 出版

北京东黄城根北街 16 号
邮政编码：100717
http://www.sciencep.com

北京虎彩文化传播有限公司 印刷

科学出版社发行　各地新华书店经销

*

2019 年 11 月第　一　版　开本：787×1092　1/16
2020 年 1 月第　二　次印刷　印张：5 1/2
字数：131 000

定价：55.00 元

（如有印装质量问题，我社负责调换）

前　言

　　牙体发育是口腔医学的基础知识，是研究各种牙体组织疾病的前提，是从事相关专业所必需掌握的知识，包括成釉器、牙乳头的发育以及牙本质、牙釉质和牙骨质的发育，牙根、牙周膜、牙槽骨的形成过程等。当今医学科学水平不断提升，科学研究飞速发展，取得了巨大的成就，新技术、新理论不断涌现，从而进一步推动了口腔医学的发展和进步。牙体发育相关的研究也日趋发展、日益进步，基于这个背景，我们决定编写此书。

　　在着手编写此书之前，我们查阅了大量相关的书籍及文献资料，对目前牙体发育相关的研究成果进行了详细解读及细致地思考，结合现有书籍的资源及自身感悟，历经约一年时间，本书逐渐成形。

　　本书主要是对牙体发育方面的知识进行了新的补充，加深认识，在日新月异的医学科学飞速发展中，深入和充实相关研究发展。本书更新充实了新知识、新观点，力求其内容保持科学性与先进性；突出重点，力争图文并茂，增强全书的适用性及启发性。本书对非胶原蛋白在牙体发育中的作用机制进行了详细的介绍，希望广大读者从中获得新的启发感想。

　　本书的编写尚存在一些不足及不妥之处，需要我国广大口腔医务工作者在使用过程中提出宝贵意见，使之日臻完善。

谢晓华

2019 年 8 月

目　录

第一章　牙齿的发育 ……………………………………………………………… 1

　　第一节　牙齿各组织的发育 …………………………………………………… 1

　　第二节　牙根的发育 …………………………………………………………… 5

第二章　胶原蛋白和非胶原蛋白在牙齿组织发育中的作用 …………………… 11

　　第一节　SIBLINGs 结构 ……………………………………………………… 12

　　第二节　SIBLINGs 表达部位 ………………………………………………… 15

　　第三节　SIBLINGs 的功能 …………………………………………………… 18

第三章　非胶原蛋白 SIBLINGs 在牙本质发育中的作用 ……………………… 28

　　第一节　文献综述 ……………………………………………………………… 28

　　第二节　实验过程与方法 ……………………………………………………… 34

　　第三节　实验结果与分析 ……………………………………………………… 41

　　第四节　讨论 …………………………………………………………………… 57

第四章　非胶原蛋白 KLK4 和 CTSC 在牙齿釉质发育过程中的表达 ………… 64

　　第一节　概述 …………………………………………………………………… 64

　　第二节　实验过程和方法 ……………………………………………………… 68

　　第三节　实验结果与分析 ……………………………………………………… 71

　　第四节　讨论 …………………………………………………………………… 76

第一章

牙齿的发育

第一节　牙齿各组织的发育

　　牙齿发育是一个复杂的过程。初生婴儿的牙齿在产前第六周和第八周之间开始发育、形成，并且在第二十周开始形成恒牙[1]。如果牙齿在相应的时间段没有开始发育，会导致牙齿缺失。人们普遍认为，第一咽弓是牙齿发育所必需的因素[1]，牙胚是最终形成牙齿的细胞聚集体[2]。这些细胞是从外胚层的第一咽弓和外胚层间充质的神经嵴中衍生出来的[1]。牙胚分为三个部分：成釉器、牙乳头和牙囊。成釉器是由外釉上皮层、内釉上皮层、星网状层和中间层组成的[2]。这些细胞产生成釉细胞，成釉细胞在牙釉质成熟后成为牙釉质上皮细胞。外釉上皮和内釉上皮连接的位置称为颈环[1]。颈环细胞生长到更深的组织形成 Hertwig 上皮根鞘（Hertwig's epithelial root sheath，HERS），它决定了牙根的形状。在牙齿发育期间，"角质化"和"釉质发生"之间存在很强的相似性[3]。角蛋白也存在于牙胚的上皮细胞中[4]，并且最近发现 Nasmyth 膜或牙釉质角质层上存在角蛋白膜[5]。牙乳头包含成牙本质细胞，这是形成牙本质的细胞[2]。此外，牙乳头与内釉上皮之间的连接决定了牙齿牙冠的形状[1]。牙乳头间充质细胞负责形成牙髓。牙囊形成了牙骨质、成骨细胞和成纤维细胞。成牙骨质细胞形成牙齿的牙骨质。成骨细胞会在牙根周围形成牙槽骨。成纤维细胞形成牙周韧带，牙周韧带通过牙骨质将牙齿连接到牙槽骨。

　　牙齿发育通常分为以下阶段：起始阶段，蕾状期，帽状期，钟状期，最后是成熟阶段。在起始阶段，可以在显微镜下看到前庭椎板和牙板，这是牙齿形成的最早迹象之一。牙板将发育中的胚芽连接到口腔的上皮层需要很长一段时间，这被称为起始阶段[1]。蕾状期的特征在于胚芽的外观，没有明确的细胞排列，一旦上皮细胞增殖到下颌的外胚层中，该阶段就开始了[1]。通常，这发生在胎儿大约 8 周龄时。胚芽本身是位于牙板边缘的一簇细胞，随着牙板的形成，在每个牙弓的牙板的远端区域形成 10 个圆形上皮结构，每个都被称为芽。这些芽对应于每个牙弓的 10 个主要牙齿，它们表示牙齿发育的萌芽阶段。通过基底膜将每个芽与外胚层分离。外胚间充质细胞聚集在芽的深处，形成一簇细胞，这是外胚层凝结的开始。剩余的外胚间充质细胞以或多或少、随意均匀的方式排列。牙冠中细胞排列的最初迹象发生在帽状期。一簇外胚间充质细胞停止产生细胞外基质导致牙乳头细胞聚集。此时，胚芽在外胚间充质聚集、生长，呈现帽的外观，并成为覆盖牙乳头的成釉器。外胚间充质细胞形成的牙囊凝结环绕成釉器并限制牙乳头。最终，成釉器将产生牙釉质，牙乳头将产生牙本质和牙髓，并且牙囊将产生牙齿的所有支撑结构即牙周组织[1]。钟状期以发生组织分化和形态分化而闻名。在这个阶段，成釉器是钟形的，由于其具有星形外观，它的大部分细胞被称为星网状层。钟状期分为早期钟状期和晚期钟状期[1]。成釉器周围的细胞分成四层：成釉器周围的立方细胞称为外釉上皮层（outer enamel epithelium，OEE）[2]；与牙乳头相邻，并整齐排列在成釉器凹面的柱状细胞称为内釉上皮层（inner enamel epithelium，IEE）；内釉上皮层和星网状层之间的细胞称为中间层；外釉上皮层和内釉上皮层连接的成釉器的边缘称为颈环。总之，从最内层到最外层是由内釉上皮层、中间层、星网状层和外釉上皮层组成。内釉上皮层以下是最初的釉质的一部分，其中心由用于保护釉质的星网状层细胞组成。这一切都被外釉上皮层所包围。牙冠的形状受到内釉上皮的影响，在此阶段形成牙齿硬组织，包括牙釉质和牙本质，在牙齿发育的下一阶段被称为成熟阶段，此时发生重要的细胞变化。在之前的阶段，所有的内釉上皮层细胞都在分裂以增加牙齿的整体大小，但是在形成牙齿尖部的位置时，快速分裂停止，第一个矿化硬组织在这个位置形成。同时，内釉上皮层细胞的形状从立方形变为柱状，成为前成骨细胞。当它们变得极化时，这些细胞的细胞核更靠近中间层并远离牙乳头[1]。牙乳头中相邻的细胞层突然增大并分化成成牙本质细胞，成牙本质细胞是形成牙本质的细胞。研究人员认为，如果没有在内釉上皮层中发生的变化，则不会形成成牙本质细胞。当内釉上皮层的变化和成牙本质细胞从牙尖开始形成时，成牙本质细胞分泌一种有机基质，进入周围间充质。有机基质含有牙本质形成所需的物质。当成牙本质细胞沉积，有机基质形成前期牙本质时，它们向牙乳头的中心迁移。因此，与牙釉质不同，牙本质开始在最靠近牙齿外侧的表面中形成并向内进行。当成牙本质细胞向内移动时，细胞质延伸被留下。牙本质独特的管状显微外观是在这些延伸物周围形成牙本质的结果[1]。牙本质形成后，内釉上皮层细胞分泌一种针对牙本质的有机基质，这个基质立即矿化，成为牙釉质的初始层。牙本质形成过程中，在牙本质外侧是新形成的成釉细胞，这些细胞继续形成釉质。因此，牙釉质的形成是向外移动，为发育中的牙齿的外表面添加了新的物质。

一、牙齿硬组织的形成

（一）牙釉质的形成

牙釉质形成发生在牙齿发育的成熟阶段（钟状晚期）。"相互诱导"控制着牙本质和牙釉质的形成，牙本质的形成必须先于牙釉质的形成[6]。通常，牙釉质形成发生在两个阶段：分泌阶段和成熟阶段[7]。蛋白质和有机基质在分泌阶段形成部分矿化的牙釉质，成熟阶段完成釉质矿化。在分泌阶段，成釉细胞释放釉质蛋白有助于釉质基质的形成，然后通过碱性磷酸酶部分矿化[8]。人的这种矿化发生在妊娠早期（第3个月或第4个月），这标志着牙釉质首次出现在体内。成釉细胞在牙齿尖端所在的位置形成牙釉质。牙釉质向外生长，远离牙齿中心。在成熟阶段，成釉细胞将牙釉质形成中使用的一些物质从牙釉质中转移出来。因此，成釉细胞的功能从分泌阶段的产生釉质变为运输物质。在这个阶段，成釉细胞运输的物质用于完成蛋白质的矿化。所涉及的重要蛋白质是釉原蛋白、成釉蛋白、釉蛋白和釉丛蛋白。到这个阶段结束时，釉质已经完成了矿化。

（二）牙本质的形成

牙本质形成是牙冠发育阶段的第一个可识别的特征。牙本质的形成必须始终在牙釉质形成之前发生。牙本质形成的不同阶段产生不同类型的牙本质，分别为：罩牙本质、原发性牙本质、继发性牙本质和第三期牙本质。牙乳头细胞是未分化间充质细胞，在钟状期牙胚，内釉上皮诱导牙乳头细胞分化出成牙本质细胞。这些细胞在切牙和牙尖部为柱状，在牙颈部为立方状。成熟的成牙本质细胞在与内釉上皮相邻的区域不断分泌有机基质，这是最接近未来牙齿尖端的区域。有机基质含有直径 0.1～0.2μm 的胶原纤维[9]。成牙本质细胞开始向牙齿中心移动，形成成牙本质细胞延伸过程[1]。因此，牙本质的形成朝向牙齿内部。成牙本质细胞形成牙本质过程，导致羟基磷灰石晶体的分泌和基质的矿化，该矿化区域被称为罩牙本质，通常厚约 150μm[10]。原发性牙本质通过不同的过程形成，成牙本质细胞增大，消除了细胞外基质的空间，有助于有机基质矿化。此外，更多的成牙本质细胞使胶原蛋白分泌量减少，从而导致排列更紧密和不均匀的矿化。在根形成完成后，继发性牙本质的形成以非常慢的速率发生，它不是以均匀的速率形成，而是更靠近牙冠的部分形成得更快。这种发展在整个生命过程中持续存在，并且是造成老年人牙髓腔变小的原因。第三期牙本质也称为修复性牙本质，是牙髓牙本质生理性复合体对磨损、龋坏等外界刺激的一种修复反应。

（三）牙骨质的形成

牙骨质发生在牙齿发育的后期。成牙骨质细胞负责牙骨质生成。有两种类型的牙骨质形式：细胞牙骨质和无细胞牙骨质。首先形成的是无细胞牙骨质，成牙骨质细胞从囊泡细胞分化而来，一旦 Hertwig 的上皮根鞘开始断裂，成牙骨质细胞只能到达牙根表面。成牙骨质细胞在离开牙齿之前，会沿着牙根表面以正确的角度分泌细小的胶原纤维。成牙骨质细胞移动时，会沉积更多的胶原纤维，使纤维束变长变厚。非胶原蛋白，例如骨涎蛋白和骨钙蛋白也被分泌[11]。无细胞牙骨质含有分泌的蛋白质和纤维基质。随着矿化的发生，成牙骨质细胞远离牙骨质移动，沿着表面留下的纤维最终与形成的牙周韧带相连。在大部分牙骨质形成完成之后，以及牙齿与相对牙弓中的牙齿接触之后，细胞牙骨质形成，这种牙骨质形成于牙周韧带纤维束周围。形成细胞牙骨质的成牙骨质细胞被包埋在它们产生的牙骨质中。

二、牙周组织的形成

（一）牙周韧带的形成

牙囊细胞产生牙周韧带（periodontal ligament，PDL），导致牙周膜的形成。牙周韧带的形成是从成纤维细胞开始的。这些成纤维细胞分泌胶原纤维，胶原纤维与邻近骨和牙骨质表面的纤维相互作用。这种相互作用随着牙齿进入口腔而形成附着。牙周韧带的不断形成导致不同方向的纤维束形成，例如水平和斜向纤维[12]。

（二）牙槽骨的形成

随着牙根和牙骨质的形成，骨骼在邻近区域开始产生。在全身，形成骨骼的细胞称为成骨细胞。和牙槽骨一样，这些成骨细胞从牙囊中形成[13]。类似原发性牙骨质的形成过程，胶原纤维在最靠近牙齿的表面上形成，并且保持在那里直到附着到牙周韧带上。像人体内的其他骨骼一样，牙槽骨在一生中都会发生变化。成骨细胞制造骨骼，破骨细胞破坏骨骼，尤其是当外力作用在牙齿上时。就像在正畸过程中移动牙齿一样，牙齿在压缩力作用下，受压侧的牙周韧带区域具有较多破骨细胞，导致骨吸收。在离牙齿较远的牙周韧带区域，由于受到张力的作用会产生大量的成骨细胞，导致骨形成。因此，牙齿沿着颌骨缓慢移动，以便实现牙列协调。以这种方式，牙槽骨和牙根之间的宽度保持大致相同。

（三）牙龈的形成

牙龈和牙齿之间的连接处称为龈牙结合部。该连接处具有三种上皮类型：牙龈上皮、龈沟上皮和结合上皮。这三种类型上皮是由大量的上皮细胞形成的，这些细胞被称为牙齿和口腔之间的上皮袖带。关于牙龈的形成我们还不完全了解，但是我们知道半桥粒是在牙龈上皮和牙齿之间形成的，它负责原发上皮的附着[14]。半桥粒通过残余的成釉细胞提供的小丝状结构在细胞之间提供锚定。一旦发生小丝状结构断裂这种情况，结合上皮会从减少的釉质上皮中形成并迅速分裂，导致结合上皮不断增加。随着成釉细胞的退化，产生了龈沟。

三、神 经 形 成

在牙冠发育阶段，神经纤维开始靠近牙齿，并向牙囊方向生长。一旦到达那里，神经就会在胚芽周围发育，并在牙本质形成时进入牙乳头。牙釉质器官无神经分布[1]。

四、血 管 形 成

血管在牙滤泡中生长，在帽状期进入牙乳头[1]。在牙乳头的入口处形成几组血管。帽状期开始时，血管数量达到最大值，牙髓最终在牙乳头中形成。一生中，牙髓组织的体积会逐渐减少，这意味着牙齿的血液供应会随着年龄的增长而减少。牙釉质因其来源于上皮而缺乏血管，不需要血液中的营养物质。

参 考 文 献

[1] Nanci A. Ten cate's oral histology-pageburst on vitalsource：development，structure，and function. London：Elsevier Health，Sciences，2007.

[2] Cobourne M T，Sharpe P T. Tooth and jaw：molecular mechanisms of patterning in the first branchial arch. Archives of oral biology，2003，48（1）：1-14.

[3] Gustafson G，Sundström B. Enamel：morphological considerations. Journal of dental research. 1975，54（2）：114-120.

[4] Domingues M G，Jaeger M M，Araújo V C，et al. Expression of cytokeratins in human enamel organ. European journal of oral sciences，2000，108（1）：43-47.

[5] Rosebury，Theodor. Presence of iron in enamel keratin. Journal of dental research，1934，14（4）：269-272.

[6] Schour，Isaac. The neonatal line in the enamel and dentin of the human deciduous teeth and first permanent molar. Journal of the american dental association，1936，23（10）：1946-1955.

[7] Glick P L. Patterns of enamel maturation. Journal of dental research，1979，58（2）：883-895.

[8] Smith C E. Ameloblasts：secretory and resorptive functions. Journal of dental research，1979，58（2）：695-707.

[9] Linde A. Dentin matrix proteins：composition and possible functions in calcification. The anatomical record，1989，224（2）：154-166.

[10] Pashley D H，Carvalho R M. Dentine permeability and dentine adhesion. Journal of dentistry，1997，25（5）：355-372.

[11] Denhardt D T，Mistretta D，Chambers A F，et al.Transcriptional regulation of osteopontin and the metastatic phenotype：evidence for a Ras-activated enhancer in the human OPN promoter. Clinical & experimental metastasis，2003，20（1）：77-84.

[12] Choi J W. Fiber system degradation，and periostin and connective tissue growth factor level reduction，in the periodontal ligament of teeth in the absence of masticatory load. Journal of periodontal research，2011，46（5）：513-521.

[13] Jussila M，Thesleff I. Signaling networks regulating tooth organogenesis and regeneration，and the specification of dental mesenchymal and epithelial cell lineages. Cold spring harbor perspectives in biology，2012，4（4）：a008425.

[14] Bartold P M，Walsh L J，Narayanan A S. Molecular and cell biology of the gingiva. Periodontology，2000，24（1）：28-55.

第二节　牙根的发育

牙根是牙齿发挥正常功能不可或缺的组成部分。功能性根的形成取决于上皮–间充质的相互作用以及根与颌骨、血液供应和神经支配的综合作用。近几十年来，人们对牙冠的发育进行了深入的研究，但对牙根发育的了解还不够深入。

一、牙根的发育过程

牙齿发育的过程包括蕾状期、帽状期、钟状期、牙根形成和牙齿萌出等过程。与大多数外胚层器官一样，牙齿的发育是通过上皮细胞和间充质细胞之间的一系列相互作用进行的[1]。在人胚胎的第 5 周，覆盖在原始口腔的上皮由两层细胞组成，外层是扁平的上皮细胞，内层为矮柱状的基底细胞。上皮下覆盖着胚胎性结缔组织，此组织细胞是在神经管形成过程中由神经管迁移而来，称为外胚间充质。在未来的牙槽突区，依照颌骨的外形形成一马蹄形原发性上皮带。在人胚胎第 7 周，这一上皮带继续向深层生长，最终形成前庭板和牙板。在这一阶段，上皮细胞显示出牙源性诱导潜能，当与非牙源性神经嵴源性间充质重新结合时，能够诱导牙齿发育的开始[2]。然后牙板内陷进入外胚间充质，形成牙胚。位于牙胚周围的间充质细胞，通过一组特定的转录因子和信号分子的表达，指导牙齿的形态发生[1]。随后，上皮细胞经过折叠，在釉结分泌大量信号分子的作用下共同调节牙尖的形状和数量[1, 3]。上皮细胞分化为成釉细胞，形成牙釉质，位于牙冠部最外层；间充质细胞分化为成牙本质细胞，形成牙本质，位于牙髓外层[1]。这些细胞一起形成牙齿的牙冠部分。在牙冠形成接近完成时，牙根开始发育。牙根发育过程中，伴随牙周组织的发育，牙根沿着根尖方向延长。牙根发育由上皮根鞘（Hertwig epithelial root sheath，HERS）、牙乳头和牙囊这三者相互作用，在牙发育早期作为一个整体性的功能复合物被称为发育期根端复合体（developing apical complex，DAC）。DAC 细胞比其他牙源性干细胞具有更强的增殖能力和矿化能力。

（一）牙根 HERS 的发育

HERS 是一种双层上皮结构，向未来的根尖孔方向生长并参与牙根的形成。这种双层上皮结构是由外胚层衍生的外釉上皮和内釉上皮形成的。从形态学上看，HERS 就像一个 "三明治" 结构，它是两种牙源性外胚间充质组织的边界，这两种牙源性外胚间充质组织分别是牙乳头和牙囊，表明 HERS 可能在组织与组织的相互作用中发挥关键作用。HERS 细胞可以在根的表面检测到，在牙根进一步发育过程中，HERS 细胞断裂形成网状结构，牙囊细胞可以通过这一网状结构接触到牙根的表面[4]。HERS 的几何复杂性很好地解释了为什么相同部位的 HERS 会有不同的形状。事实上，HERS 并没有被打断，HERS 细胞仍然可以通过这一网状结构相互交流。虽然 HERS 在牙根形成过程中非常重要，但是研究者对 HERS 的模式和功能仍然不清楚。许多研究表明，HERS 通过上皮细胞和间充质之间的信号交互，参与诱导成牙本质细胞的分化和牙本质的沉积，HERS 也可直接产生矿化基质，并可能通过上皮–间充质转化参与牙骨质形成[4]。HERS 在根系形成过程中起着至少两个重要的作用：生物矿化（牙本质形成和牙骨质形成）和诱导牙根组织形成。牙根发育理论认为：牙囊的间充质细胞穿过 HERS 屏障后，成为成牙骨质细胞并分泌牙骨质[5]。但是近期一些研究发现 HERS 细胞可以表达 I 型胶原蛋白、骨涎蛋白（bone sialoprotein，BSP）和碱性磷酸酶（alkaline phosphatase，ALPase），而 I 型胶原蛋白、

BSP 和 ALPase 是成牙骨质细胞的标志性产物，表明 HERS 细胞可以分化为成牙骨质细胞。这些结果表明 HERS 细胞和牙囊细胞都形成了牙骨质样组织[4]。此后，在牙根生长约 3 周的时间里，伴随牙骨质和牙周组织的形成，牙根冠侧的 HERS 不断断裂，诱导相邻的间充质细胞分化为成牙本质细胞形成牙本质。在牙根形成过程中，如果 HERS 的连续性过早中断，就会影响成牙本质细胞的分化，在受累区域就无本质形成，导致牙髓和牙周韧带相连。相比之下，如果 HERS 未能在牙根正确的发展阶段（产后 7 天及其以后）断裂且仍然附着在根的表面，牙囊间充质细胞就无法穿过 HERS 与牙本质形成联系，不能分化为成牙骨质细胞形成牙骨质。断裂的 HERS 碎片残留在牙周结缔组织中，这就是牙周上皮剩余，也叫马拉瑟上皮剩余（Malassez epithelial rest）。

（二）牙乳头和牙囊的形成

在牙根形成过程中，颅神经嵴（cranial neural crest，CNC）来源的间充质也参与了多种细胞类型的形成，包括成牙本质细胞、牙髓细胞、成牙骨质细胞和牙周膜细胞。牙根的主要硬组织构成是牙本质，是由成牙本质细胞分化而成的。根部的牙骨质主要是由成牙骨质细胞形成的，它们从牙囊细胞分化而来。越来越多的证据支持这样的假设，即在牙根形成过程中，原发性成牙本质细胞来源于根端牙乳头，负责根部牙本质的形成，而牙髓干细胞则可能是继发性成牙本质细胞的来源[6]。牙囊中的细胞分化为成牙骨质母细胞，生成包括胶原纤维在内的特定于牙骨质的细胞外基质蛋白。在根尖区，成牙骨质细胞仍然嵌在牙骨质基质中，形成细胞牙骨质。相比之下，牙根的其余部分被无细胞牙骨质覆盖。牙骨质的形成离不开成牙骨质细胞和 HERS。PDL 的形成开始于牙囊细胞和 HERS 的接触，这些牙囊细胞位于牙根和牙槽骨之间，可以迁移到 HERS 附近，在迁移过程中部分牙囊细胞开始分泌胶原纤维。最初，这些胶原纤维是杂乱无序的，但随着牙根发育的进行，这些胶原纤维增厚并以结构化的方式有序排列。这些胶原纤维的适当分泌和分布有助于 PDL 的正确定位和附着，这对牙根和牙槽骨的连接，以及对于牙齿的稳定性和发挥咀嚼功能至关重要。

二、调节牙根发育的信号网络

牙根对牙齿的生理功能至关重要，健康的牙根可以使牙齿发挥应有的作用。大量的研究表明，控制牙冠发育的主要信号通路包括转化生长因子-β（transforming growth factor-β，TGF-β）、骨形成蛋白（bone morphogenetic protein，BMP）、成纤维细胞生成因子（fibroblast growth factor，FGF）、细胞外因子 Wnt 蛋白和 Shh 蛋白。然而，控制牙齿后期发育的精确分子网络，包括从冠到根的转变和根的形成还有待确定。与牙冠一样，牙根发育涉及牙源性上皮和 CNC 来源的间充质的相互作用[1]。这些相互作用是由一系列信号分子介导的，包括 BMPs[7]、表皮生长因子[8]、Shh[9]、胰岛素样生长因子-1[10]、Fgf10[11]和转录因子，如 Gli、Msx1、Msx2、Runx2 等参与成牙本质细胞和成牙骨质细胞的生长和分化及牙本质和牙骨质的矿化[12-13]。NFIC（核因子 C，一种转录因子）控制牙根而不是牙冠牙本质形成，这一独特作用的发现形成了一个新的概念：牙冠发育和牙根发育有不同的控制机制。虽然 BMP、Shh、Wnt、FGF 在发育根中表达，但具体分子机制尚不清楚。至今，有多种突变动物模型来阐明这些信号分子及其下游靶基因在调节根形成中的重要性。下面，我们将重点介绍目前这些关键信号分子及其信号网络在调节牙根发育过程中的主要作用。

（一）BMP 与 TGF-β 信号通路

TGF-β 细胞因子超家族由 TGF-βs、BMPs、activins 和相关蛋白组成。TGF-β 在调控细胞增殖、分化、凋亡、迁移和细胞外基质重塑等生物过程中发挥着重要作用。典型的 TGF-β 信号通路包括 TGF-β 配体与 Ⅰ 型、Ⅱ 型受体[14]。在牙根发育过程中，BMP 信号在 HERS 形成和成牙本质细胞分化过程中积极参与调控细胞命运。BMP2、BMP3、BMP4 和 BMP7 在牙根发育开始时表达[13]。虽然大部分 BMP 配体都存在于牙源性间充质中，但是，为了控制牙根发育，HERS 中也存在 BMP 信号。BMP-Smad4-Shh-Gli1-Sox2 信号级联网络在牙根形成过程中控制着 HERS 的命运[15]。其中，HERS 中的 BMP 信号缺失导致 BMP-Shh 信号的相互作用受损，改变上皮干细胞（Sox2）生态位环境，影响其在根系发育过程中的形成，导致根系发育缺陷[15]。此外，Msx2 是 Smad 介导的 BMP 信号的直接下游靶点[16]，其编码的转录因子在 HERS 中表达，并且参与调控牙根形成[13]。HERS 中的 BMP 信号也控制着牙根发育：在上皮细胞中过度表达，BMP 拮抗剂 Noggin 来抑制 BMP 活性，会导致牙根形成延迟和牙根发育缺陷[17]。尽管 TGF-β 在 HERS 和牙源性间充质中都有表达，但是 TGF-β 似乎在间充质中的作用更加重要，因为在 HERS 中敲除 Tgfbr2 并不影响牙根的形成[15]，而在间充质中敲除 Tgfbr2 会导致牙根发展缺陷[18]。具体来说，在成牙本质细胞和成骨间充质中失去 TGF-β 信号会导致牙根伸长的失败，牙根牙本质基质密度降低及牙齿萌出的推迟。活化受体复合物磷酸化 Smad 蛋白（R-Smads）与普通 Smad（Smad4）形成复合物。然后 Smad 复合体转位到细胞核中，调控一系列靶基因的表达。Smad4 是经典 TGF-β 信号通路的中介体[19]。Smad4 在成牙本质细胞中缺失会导致短根并且造成成牙本质细胞分化和牙本质形成的缺陷[20]。Smad 介导的 TGF-β 信号似乎与 Nfic 在早期和晚期阶段共同调节成牙本质细胞的分化。Nfic 是核因子Ⅰ家族的一员，是牙根牙本质形成的关键调控因子。在人类和小鼠中，Nfic 表达仅限于在磨牙发育过程中的成牙本质细胞和前期成牙本质细胞中[21]。在 Nfic 敲除小鼠中，磨牙牙冠发育正常，但牙根发育、生长和牙本质形成发生改变[21]。成牙本质细胞分化、成熟和矿化的晚期 Nfic 信号通过 p-Smad2 和 p-Smad3 脱磷酸作用调节 TGF-β 信号[21]。

（二）Wnt 信号通路

众所周知，β-catenin 是经典 Wnt 信号通路关键的下游组件，对骨形成至关重要[22]。Wnt 信号通路在调控牙根形成方面也很重要[23]。虽然 Wnt 配体在牙齿发育的早期进行表达，但在牙源性间充质中，特异性敲除 Wnt 信号通路的介导物 β-catenin 导致牙齿在蕾状期停止发育[24]。经典 Wnt 通路在磨牙牙根发育过程中非常活跃，主要体现在牙根部成牙本质细胞和前期成牙本质细胞中 Axin2 的表达[23]和根发育过程中 Wnt10a 的表达[25]。此外，Wnt10a 可以诱导牙本质发生相关基因 DSPP 在成牙本质细胞中的表达[25]。这些研究表明，Wnt 的活性可能在调控牙根牙本质发生中发挥作用。此外，Wnt10a 敲除小鼠表现出牛牙症，其特征为延长的根干和较低或缺失的根分叉，在人类许多 Wnt10a 突变的患者也是如此[26]。值得注意的是，Wnt10a 敲除小鼠的成牙本质细胞分化和牙根部牙本质形成均未受到影响[26]，说明其他 Wnt 配体可能参与牙根牙本质的形成，而 Wnt10a 特异性参与根分叉的形成。Wntless（Wls）基因编码一个伴侣蛋白，该蛋白调控所有 Wnt 配体。成牙本质细胞中缺失 Wls 基因会降低经典 Wnt 活性，抑制成牙本质细胞的成熟，从而导致根的伸长。Wnt10a 和 Axin2 在 Wls 突变牙根的成牙本质细胞中表达水平也显著降低[27]。此外，在牙齿发育过程中，β-catenin 通过调控 Wnt 信号来调节 CNC 来源的成牙本质细胞的分化，因为在发育的成牙本质细胞中 β-catenin 的组织特异性失活会导致磨牙牙根完全缺失[28]。在 CNC 来源的间充质中，受损的 Wnt 信号通路在上皮-间充质的相互作用中可能对 HERS 细胞的形成产生不利影响，并可能阻断牙根的形成[29]。同样，Dkk1 是 Wnt 与 β-catenin 信号的抑制剂，在成牙本质细胞中 Dkk1 过度表达会导致下颌磨牙的短根和牙本质缺陷[30]。Wnt 信号的过度激活也会导致牙根发育缺陷[31]。这些研究表明，必须在牙根形成过程中严格控制 Wnt 信号。

（三）FGF 和 Shh 信号通路

在牙冠形成过程中，FGFs 在牙源性上皮和间充质中表达。然而，出生后，它们的表达发生了变化。例如，FGF3 和 FGF10 在牙冠发育的蕾状期和钟状期牙间充质中表达，但出生后其表达显著降低。相反，在根中，FGF3 和 FGF10 在间充质中表达，并有助于维持颈环干细胞的增殖，这些细胞在小鼠的整个生命周期中继续生长。然而，在磨牙发育中，*FGF10* 在根系发育之前就被关闭了。如果 FGF10 在牙根发育过程中仍然活跃在磨牙的牙乳头中，那么 HERS 就会变大，牙根就无法形成。田鼠的磨牙在整个生命中都在生长，在靠近增大的 HERS 的牙髓中可以检测到 FGF10[11]。这些数据表明，FGF10 是控制牙冠到牙根形成转换的重要调控因子。在牙齿发育过程中，FGF2 在根尖端和根的分叉区诱导分化成牙本质细胞，并在牙周膜中成牙骨质细胞和成纤维细胞中表达，表明 FGF2 可能参与调控根发育的各个方面[32]。Shh 是 hedgehog 信号家族的一员，在牙源性上皮细胞中表达，在牙齿发育过程中起着重要作用。在根系发育过程中，Shh 在 HERS 中强烈表达，提示 Shh 在根系形成中起作用。Shh 的膜受体 Patched 和 Shh 激活的转录因子 Gli1 在 HERS 间间充质中也可检测到[33]。Shh 对 K14-Cre、Smad4 [fl/fl] 小鼠根系发育的部分拯救表明 TGF-β 介导的 Shh 信号通路在调控根系形成中起重要作用[34]。

（四）NFIC 信号通路

多年来，牙冠部和牙根部的牙本质一直被认为是一个整体，具有一致的调控机制，直到 NFIC 被发现。NFIC 是专门控制牙根而不是牙冠的主基因[35]，这表明牙根形成中有一种独特的调节机制。NFIC 属于转录蛋白核因子 I 家族，这个家族的成员包括 NFIA、NFIB 和 NFIX3。所有这些细胞核蛋白都与亲和力相似的 DNA 序列相结合，并且每个成员都有独特的靶向组织。例如，NFIA 主要控制大脑发育[36]；NFIB 调节脑和肺的发育[37]；NFIX 定义了神经干细胞谱系[38]，并调控神经干细胞的静止状态[39]。NFIC 在牙冠和牙根的成牙本质细胞中表达，但是缺失 NFIC 导致牙根变短，而磨牙牙冠没有明显变化。这种根的独特表型表明了根的调节机制不同于冠的调节机制。为了更好地了解磨牙牙根异常的发生机制，Lee [40] 以 NFIC 基因敲除小鼠的切牙为模型，研究其细胞结构和分子机制的详细变化。他们发现，敲除 NFIC 会导致成牙本质细胞周期发生巨大变化，包括细胞增殖减少和细胞凋亡增加，这些都会干扰成牙本质细胞细胞间连接和细胞极性。有文献表明，在 NFIC 缺失的磨牙中，其近中根和远中根之间缺乏根分叉是由于细胞增殖的增加和细胞分化的减少造成的[41]。事实上，NFIC 的作用不仅仅局限于牙根的形成。一项重要的研究表明，NFIC 在骨细胞中表达，NFIC 的破坏会大大减少成骨细胞的分化和骨的形成，并增加骨髓脂肪细胞的形成[42]。然而，在骨髓干细胞中过表达 *NFIC* 可以显著增强成骨细胞的分化，抑制脂肪细胞的分化，从而导致更多的新骨形成。这些结果表明 NFIC 控制着成骨细胞和脂肪细胞之间的分化。综上所述，NFIC 很可能是调控牙根伸长的主基因。Osterix（OSX）是一种含锌指的转录因子，是骨骼和牙骨质形成的关键因子[43]。最近的一项研究表明：①NFIC 缺失的小鼠中 OSX 表达急剧下降；②Osx-cKO（2.3-kb Col1α1-Cre；Osx [fl/fl]）小鼠拯救了 NFIC 缺失小鼠的牙齿表型，在 Osx-cKO 小鼠的牙冠有适度的改变，但在磨牙牙根和切牙牙根的位置依然存在严重的缺陷；③NFIC 的体外过表达导致 OSX 表达的剂量依赖性增加，与细胞数量的变化无关。牙本质基质蛋白 1（DMP1）和牙本质涎磷蛋白（DSPP）这两种调控牙本质形成的关键蛋白的表达在 Osx-cKO 小鼠的牙根而非牙冠中急剧降低，这表明 OSX 可以部分通过成牙细胞分泌的 DMP1 和 DSPP 来调控牙根的形成。综上所述，OSX 作为 NFIC 的关键下游分子，其作用是在牙根中促进成牙本质细胞的分化。

参 考 文 献

[1] Thesleff I. Signalling networks regulating dental development. Mech Dev，1997，67：111-123.

[2] Lumsden A G. Spatial organization of the epithelium and the role of neural crest cells in the initiation of the mammalian tooth germ. Development，1988，103 Suppl：155-169.

[3] Jernvall J. Reiterative signaling and patterning during mammalian tooth morphogenesis. Mech Dev，2000，92：19-29.

[4] Huang X，Bringas P，Slavkin H C. Fate of HERS during tooth root development. Dev Biol，2009，334：22-30.

[5] Chai Y，Jiang X，Ito Y，et al. Fate of the mammalian cranial neural crest during tooth and mandibular morphogenesis. Development，2000，127：1671-1679.

[6] Liu Y，Feng J，Li J，et al. An Nfic-hedgehog signaling cascade regulates tooth root development. Development，2015，142：3374-3382.

[7] Liu W，Sun X，Braut A，et al. Distinct functions for Bmp signaling in lip and palate fusion in mice. Development，2005，132：1453-1461.

[8] Vaahtokari A，Aberg T. Apoptosis in the developing tooth：association with an embryonic signaling center and suppression by EGF and FGF-4. Development，1996，122：121-129.

[9] Khan M，Seppala M，Zoupa M. Hedgehog pathway gene expression during early development of the molar tooth root in the mouse. Gene Expr Patterns，2007，7：239-243.

[10] Fujiwara N，Tabata M J，Endoh M，et al. Insulin-like growth factor-I stimulates cell proliferation in the outer layer of Hertwig's epithelial root sheath and elongation of the tooth root in mouse molars in vitro. Cell Tissue Res，2005，320：69-75.

[11] Yokohama-Tamaki T，Ohshima H，Fujiwara N，et al. Cessation of Fgf10 signaling, resulting in a defective dental epithelial stem cell compartment，leads to the transition from crown to root formation. Development，2006，133：1359-1366.

[12] Yamashiro T，Aberg T，Levanon D，et al. Expression of Runx1, -2 and -3 during tooth, palate and craniofacial bone development. Mech Dev，2002，119（Suppl 1）：S107-10.

[13] Yamashiro T，Tummers M. Expression of bone morphogenetic proteins and Msx genes during root formation. J Dent Res，2003，82：172-176.

[14] Siegel P M，Massagué J. Cytostatic and apoptotic actions of TGF-beta in homeostasis and cancer. Nat Rev Cancer，2003，3：807-821.

[15] Li J，Feng J，Liu Y，et al. BMP-SHH signaling network controls epithelial stem cell fate via regulation of its niche in the developing tooth. Dev Cell，2015，33：125-135.

[16] Brugger S M，Merrill A E，Torres-Vazquez J，et al. A phylogenetically conserved cis-regulatory module in the Msx2 promoter is sufficient for BMP-dependent transcription in murine and Drosophila embryos. Development，2004，131：5153-5165.

[17] Plikus M V，Zeichner-David M，Mayer J A，et al. Morphoregulation of teeth：modulating the number，size，shape and differentiation by tuning Bmp activity. Evol Dev，2005，7：440-457.

[18] Oka S，Oka K，Xu X，et al. Cell autonomous requirement for TGF-beta signaling during odontoblast differentiation and dentin matrix formation. Mech Dev，2007，124：409-415.

[19] Shi Y，Massagué J. Mechanisms of TGF-beta signaling from cell membrane to the nucleus. Cell，2003，113：685-700.

[20] Gao Y，Yang G，Weng T，et al. Disruption of Smad4 in odontoblasts causes multiple keratocystic odontogenic tumors and tooth malformation in mice. Mol Cell Biol，2009，29：5941-5951.

[21] Gao S，Zhao Y M，Get L H. Nuclear factor I-C expression pattern in developing teeth and its important role in odontogenic

differentiation of human molar stem cells from the apical papilla. Eur J Oral Sci, 2014, 122: 382-390.

[22] Long F. Building strong bones: molecular regulation of the osteoblast lineage. Nat Rev Mol Cell Biol, 2012, 13: 27-38.

[23] Lohi M, Tucker A S, Sharper P T. Expression of Axin2 indicates a role for canonical Wnt signaling in development of the crown and root during pre- and postnatal tooth development. Dev Dyn, 2010, 239: 160-167.

[24] Chen J, Lan Y, Baek J A, et al. Wnt/beta-catenin signaling plays an essential role in activation of odontogenic mesenchyme during early tooth development. Dev Biol, 2009, 334: 174-185.

[25] Yamashiro T, Zheng L, Shitaku Y, et al.Wnt10a regulates dentin sialophosphoprotein mRNA expression and possibly links odontoblast differentiation and tooth morphogenesis. Differentiation, 2007, 75: 452-462.

[26] Yang J, Wang S K, Choi M, et al. Taurodontism, variations in tooth number, and mishappened crowns in Wnt10a null mice and human kindreds. Mol Genet Genomic Med, 2015, 3: 40-58.

[27] Bae C H, Kim T H, Ko S O, et al. Wntless regulates dentin apposition and root elongation in the mandibular molar. J Dent Res, 2015, 94: 439-445.

[28] Kim T H, Bae C H, Lee J C, et al. β -catenin is required in odontoblasts for tooth root formation. J Dent Res, 2013, 92: 215-221.

[29] Li J, Parada C, Chai Y. Cellular and molecular mechanisms of tooth root development. Development, 2017, 144: 374-384.

[30] Han X L, Liu M, Voisey A, et al. Post-natal effect of overexpressed DKK1 on mandibular molar formation. J Dent Res, 2011, 90: 1312-1317.

[31] Bae C H, Lee J Y, Kim T H, et al. Excessive Wnt/ β -catenin signaling disturbs tooth-root formation. J Periodontal Res, 2013, 48: 405-410.

[32] Gao J, Jordan T W, Cutress T W. Immunolocalization of basic fibroblast growth factor（bFGF）in human periodontal ligament（PDL）tissue. J Periodontal Res, 1996, 31: 260-264.

[33] Koyama E, Wu C, Shimo T, et al. Development of stratum intermedium and its role as a Sonic hedgehog-signaling structure during odontogenesis. Dev Dyn, 2001, 222: 178-191.

[34] Huang X, Xu X, Bringas P, et al. Smad4-Shh-Nfic signaling cascade-mediated epithelial-mesenchymal interaction is crucial in regulating tooth root development. J Bone Miner Res, 2010, 25: 1167-1178.

[35] Park J C, Herr Y, Kim H J, et al. Nfic gene disruption inhibits differentiation of odontoblasts responsible for root formation and results in formation of short and abnormal roots in mice. J Periodontol, 2007, 78: 1795-1802.

[36] Das Neves L, Duchala C S, Tolentino-Silva F, et al. Disruption of the murine nuclear factor I-A gene（Nfia）results in perinatal lethality, hydrocephalus, and agenesis of the corpus callosum. Proc Natl Acad Sci USA, 1999, 96: 11946-11951.

[37] Steele-Perkins G, Plachez C, Butz K G, et al. The transcription factor gene Nfib is essential for both lung maturation and brain development. Mol Cell Biol, 2005, 25: 685-698.

[38] Zhou B, Osinski J M, Mateo J L, et al. Loss of NFIX Transcription Factor Biases Postnatal Neural Stem/Progenitor Cells Toward Oligodendrogenesis. Stem Cells Dev, 2015, 24: 2114-2126.

[39] Martynoga B, Mateo J L, Zhou B, et al. Epigenomic enhancer annotation reveals a key role for NFIX in neural stem cell quiescence. Genes Dev, 2013, 27: 1769-1786.

[40] Lee T Y, Lee D S, Kim H M, et al. Disruption of Nfic causes dissociation of odontoblasts by interfering with the formation of intercellular junctions and aberrant odontoblast differentiation. J Histochem Cytochem, 2009, 57: 469-476.

[41] Kim T H, Bae C H, Yang S, et al. Nfic regulates tooth root patterning and growth. Anat Cell Biol, 2015, 48: 188-194.

[42] Lee D S, Choung H W, Kim H J, et al. NFI-C regulates osteoblast differentiation via control of osterix expression. Stem Cells, 2014, 32: 2467-2479.

[43] Cao Z, Zhang H, Zhou X, et al. Genetic evidence for the vital function of osterix in cementogenesis. J Bone Miner Res, 2012, 27: 1080-1092.

第二章

胶原蛋白和非胶原蛋白在牙齿组织发育中的作用

牙齿和骨是矿化组织，它们在组成和形成机制上彼此相似。它们的特征是矿化的细胞外基质，包括90%的Ⅰ型胶原蛋白和10%的非胶原蛋白组成的有机物，以及磷酸化的钙盐无机物。在牙本质和骨形成过程中，成牙本质细胞和成骨细胞分泌未矿化的胶原蛋白有机物，这种有机质位于矿化前沿和成牙本质细胞、成骨细胞之间，最后形成相应的前期牙本质和类骨质。当羟基磷灰石晶体沉积时，前期牙本质和类骨质发生矿化。牙本质和骨的细胞外基质含有许多非胶原蛋白，在前期牙本质和类骨质向相应的牙本质和骨转化时，这些非胶原蛋白负责启动和调节胶原纤维的矿化。牙本质和骨骼这两个组织的主要无机成分是羟基磷灰石晶体，主要的有机成分是Ⅰ型胶原蛋白。Ⅰ型胶原形成了一个动态的、有指导意义的模板，用于沉积磷酸钙多晶体，并随后转化为羟基磷灰石晶体。然而，羟基磷灰石成核和胶原蛋白矿化的过程是高度复杂的，由非胶原蛋白（NCPs）控制。矿化由磷酸化的细胞外基质蛋白启动，这些蛋白位于胶原间隙带内，能使钙和磷酸盐离子以适当的组成聚集形成磷灰石晶体的核[1]。

牙齿和骨中常见的非胶原蛋白有小整合素结合配体N连接的糖蛋白（SIBLINGs）、BMPs、DMPs、SMADs等，其中SIBLINGs（小整合素结合配体N连接的糖蛋白）家族对于调控硬组织的形成具有重要作用。SIBLINGs蛋白家族的进化历史、遗传组织和多重功能使其成为矿化组织生物学的主要参与者[2]。SIBLINGs蛋白家族的定义是基于它们共同的结构、生化和遗传特征。通过对SIBLINGs家族的共同起源和多样化研究发现，他们的基因在人类4q21和小鼠5qE5[3]这两个位点上排列和聚集是一致的。最近的鱼类基因组测序数据表明，SIBLINGs基因组在脊椎动物谱系中伴随骨骼的形成，再次强调了它们对骨骼组织的重要性[4]。SIBLINGs蛋白也表达在许多非矿化的组织和脊椎动物器官中[5]。SIBLINGs蛋白的活性和功能高度依赖于它们的转录后修饰（包括磷酸化，硫酸化和糖基化等）。SIBLINGs蛋白家族是一组非胶原蛋白，其中包括牙本质涎磷蛋白（DSPP）、牙本质基质蛋白1（dentin matrix protein-1，DMP1）、骨涎蛋白（BSP）、骨桥蛋白（OPN）和基质细胞外磷酸糖蛋白（MEPE）。它们有多个磷酸化位点，具有高度酸性的性质，含有一种精氨酸–甘氨酸–天冬氨酸（RGD）的整合素结合位点，以及一种抗水解的酸性丝氨酸–天冬氨酸–大量MEPE（ASARM）结构[2]。SIBLINGs蛋白家族中的DMP1、BSP和OPN，可以分别与相应的基质金属蛋白酶9（proMMP-9）、基质金属蛋白酶2（proMMP-2）和基质金属蛋白酶3（proMMP-3）结合。这种特殊的结合可以促进蛋白质结构变化或促进蛋白质复合体中释放金属蛋白酶的组织抑制剂，从而使基质金属蛋白酶蛋白水解活性位点得以进入，通过与SIBLINGs蛋白结合，激活基质金属蛋白酶会导致特定的细胞入侵和迁移[6]，因此，SIBLINGs作为细胞外基质蛋白，在控制细胞特性方面起着重要作用。

DMP1属于SIBLINGs[7]非胶原蛋白家族。DMP1存在于牙本质和骨的细胞外基质中，是最初由大鼠切牙cDNA文库中鉴别出来的磷酸化细胞外基质蛋白，DMP1最初被认为是特定表达在牙本质的基质中，然而后来的研究证实它在许多组织中表达，主要表达于正在矿化的组织中如骨骼和牙本质[8]。而且 DMP1 是骨细胞和前骨细胞的特异性标记物。DMP1 是一种酸性磷蛋白，它被认为对牙本质胶原基质中的羟基磷灰石成核起调控作用。在牙本质和骨的细胞外基质（ECM）中，DMP1 主要被蛋白水解成 N-DMP1 和 C-DMP1[9]，体外研究表明 C-DMP1 促进羟磷灰石晶体的成核和生长[1]，DMP1-PG 是 DMP1 的 NH_2 端片段的蛋白聚糖形式，以剂量依赖性的方式抑制矿化[10]。此外，N-DMP1 在牙齿中的分布与 C-DMP1 的分布不同：N-DMP1 主要位于前期牙本质，而 C-DMP1 主要存在于矿化的牙本质中[11]。在骨和牙本质的细胞外基质中也发现了 DMP1 的完整形式，其含量比蛋白水解片段要少得多。这些发现支持了下面的推测，即 DMP1 的蛋白水解处理是一种激活步骤，它可以从全长的未激活的前体中释放有活性的功能片段。DMP1 的缺失可导致骨骼和牙本质的生物矿化缺陷，特别是低磷酸盐佝偻病和软骨病[12]。

牙本质涎磷蛋白（DSPP）是 SIBLINGs 蛋白质家族的主要成员。DSPP 是一种高度磷酸化的蛋白质，它被裂解为 NH_2 端和 COOH 端，其中 NH_2 端有两种存在形式：牙本质涎蛋白（DSP）和牙本质糖蛋白（DGP），COOH 端的存在形式是牙本质磷蛋白（DPP）[13]。人类 DSPP 基因的突变与人类遗传病有关，如牙本质发育不全Ⅱ型（DGI-Ⅱ型）、Ⅲ型（DGI-Ⅲ）和牙本质型发育不良症Ⅱ型（DD-Ⅱ）[14]。DSPP 基因敲除小鼠表现出与人类 DGI-Ⅲ 非常相似的牙本质矿化缺陷及颅骨发育受损[15]。这些研究表明，DSPP 在牙齿发育和矿化过程中起着至关重要的作用，特别是对牙本质的形成。

骨涎蛋白（BSP）是 SIBLINGs 蛋白家族中的细胞外基质蛋白，与骨骼和牙齿的矿化相关[2]，其分子量为 34 kDa。BSP 的表达局限于矿化组织，如骨骼、牙本质、矿化软骨。在骨骼中，BSP 在成骨细胞、破骨细胞、骨细胞及肥大软骨细胞表达[2]。BSP 主要含有天冬氨酸、谷氨酸和甘氨酸。BSP 富含碳水化合物，并且通过糖基化、磷酸化和酪氨酸的硫酸化进行翻译后修饰。BSP 蛋白羧基末端的 Arg-Gly-Asp（RGD）序列与 αvβ3 整联蛋白受体结合[16]，而氨基末端聚谷氨酸区域介导 BSP 结合羟基磷灰石。BSP 是多功能的，在细胞附着和迁移（通过整合素结合RGD 基序）、细胞信号传导、胶原结合和羟基磷灰石成核中起作用，BSP 作为羟基磷灰石沉积的正调节剂的作用已在体外得到证实[17]。

骨桥蛋白（OPN）是一种分泌型黏附糖蛋白，在人类中，OPN 是由位于染色体 4 区域 21 的长臂上的 Spp1 基因编码的[18]。OPN 在矿化组织和非矿化组织中均可发现，在矿化组织中，OPN 主要分布于骨骼、前期牙本质和修复性牙本质。同时，OPN 通过 RGD 序列与细胞表面的整合素结合介导细胞的黏附和信号传导，其主要通过与其受体结合发挥作用。骨桥蛋白的受体分为整合素受体蛋白及 CD44 两大类，且基于其对羟基磷灰石在体外形成的强烈抑制作用，OPN 被认为在调节羟基磷灰石晶体生长方面起着关键作用。它同时也被发现参与一系列的病理和生理事件，包括骨骼重塑、生物矿化、伤口愈合、细胞凋亡和肿瘤转移等[19]。

SIBLINGs 也表达在癌细胞中，它们被认为是前列腺癌的生物标志物[20]。有体外研究表明，DSPP 可能激活口腔癌的发生[21]。

第一节 SIBLINGs 结构

一、DMP1 结构

DMP1 是一种酸性磷蛋白，主要表达在牙本质和骨中[22]，尤其在骨中有大量的表达[23]。大鼠 DMP1 由 489 个氨基酸组成。在牙本质和骨的细胞外基质（ECM）中，DMP1 主要被蛋白水解成 N-DMP1 和 C-DMP1[9]。DMP1 的 NH₂端片段有两种存在形式：37kDa 的 N-DMP1 片段[9]和 DMP1-PG 的蛋白聚糖形式[24]，而 COOH 端片段以 57kDa 的 C-DMP1 片段存在[9]。N-DMP1 在牙齿中的分布与 C-DMP1 的分布不同：N-DMP1 主要位于前期牙本质，而 C-DMP1 主要存在于矿化的牙本质中[11]。蛋白质化学分析证明了 57kDa 的 C-DMP1 片段比 37kDa 的 N-DMP1 片段的磷酸化水平要高得多[23]，体外研究表明 C-DMP1 促进羟磷灰石晶体的成核和生长[1]，DMP1-PG 是 DMP1 的 NH₂端片段的蛋白聚糖形式，以剂量依赖性的方式抑制矿物形成[10]。

　　蛋白质化学研究表明，大鼠 DMP1 在 4 个肽键位置上可被分解成 NH₂端和 COOH 端片段，这 4 个肽键位置是[9]：苯丙氨酸 189–天冬氨酸 190，丝氨酸 196–天冬氨酸 197，丝氨酸 233–天冬氨酸 234 和谷氨酰胺 237–天冬氨酸 238。体外研究中发现 bone morphogenetic protein-1（BMP-1）/tolloid-like 蛋白酶在丝氨酸 196–天冬氨酸 197 的肽键位置上裂解大鼠 DMP1[25]。此外，在小鼠 DMP1 中用 Ala²¹³ 代替了 Asp²¹³，在大鼠 DMP1 中相应的替换位置是 Asp¹⁹⁷，阻止了小鼠 DMP1（D213A-DMP1）在转染细胞的分裂[26]。DMP1 最初是在成牙本质细胞和成骨细胞表达，并可诱导成牙本质细胞和成骨细胞的分化[27]，随后 DMP1 被转移到细胞外，作为 ECM 分子继续行使功能。

二、DSPP 结构

　　牙本质涎磷蛋白（DSPP）基因编码了牙本质基质中主要的非胶原蛋白。DSPP 蛋白主要表达在前成牙本质细胞和牙本质细胞中，并在前成釉细胞中短暂出现，在成骨细胞中处于低水平表达[28]。DSPP 通过 bone morphogenetic protein-1（BMP-1）/tolloid 型金属蛋白酶（tolloid-like metalloproteinases）被裂解为 NH₂ 和 COOH 末端的片段[29]。DSPP 的 NH₂ 端片段是高度糖基化的，而 COOH 端片段是高度磷酸化的。DSPP 的 5′部分编码的 DSPP 的 NH₂ 终端片段以两种形式存在：核心蛋白质形式[被称为"牙本质涎蛋白（DSP）"][30]和蛋白聚糖形式（被称为"DSP-PG"），它有两个糖胺聚糖链，由软骨素硫酸盐制成[31]。DSP 和 DSP-PG 几乎没有磷酸化，这与 DSPP 的 3′部分编码的 DSPP 的 COOH 端片段的高度磷酸化的 DPP 形成鲜明对比，DPP 有多达 200 个磷酸盐[32]。

　　DSPP 基因在染色体 4q22.1 上由 5 个外显子组成[33]，外显子 1～4 编码 DSP，而外显子 5 编码了 DSP 的 COOH 端和整个 DPP。DPP 可将大量的钙结合在一起，促进牙本质基质胶原蛋白的初步矿化，并调节晶体的大小和形状。DSP 和 DPP 在 DSPP 基因编码的表达模式是一致的，但 DSP 蛋白半衰期可能较短，因为它容易受到蛋白分解的影响。

　　DSP 和 DPP 尽管由相同的基因编码，但这两种蛋白质数量有很大的差异。在牙本质中，DPP 约占全部非胶原蛋白 50%，而 DSP 只占 5%[13]。DSP 是 DSPP 的 NH₂ 端部分，是一个 95kDa 的糖蛋白，它首先在牙本质细胞外基质中被识别出来。DGP 被认为是 DSP 和 DPP 之间的 81 个氨基酸部分[13]。DPP 包含了丝氨酸–丝氨酸–天冬氨酸的重复序列（在人类中有超过 200 个副本，在鼠中有大约 100 个副本），而且大多数都是被磷酸化的[34]。DPP 富含天冬氨酸和磷酸丝氨酸，并与钙结合，所以，DPP 与牙本质矿化联系密切，是牙本质磷灰石晶体形成的重要启动剂和调制器，这使 DPP 成为后期分化的成牙本质细胞的特异性标志[35]。

　　研究表明，在成牙本质细胞中 DSPP 是由 BMP 信号，特别是 BMP-2，在体外和体内进行调控的[36]。BMP-2 最初是在胚胎期的 12.5 天的牙上皮细胞中表达的，然后转移到牙间质乳头，并参与调控牙齿发育后期牙齿间质细胞的生成发育。DSPP 的表达在 BMP-2 敲除小鼠中减少[37]。在小鼠前成牙本质细胞中，BMP-2 可提高 DSPP 的转录。有研究发现 BMP2 的拮抗剂 Noggin 可能会显著抑制 DSPP 在前成牙本质细胞中的表达。

对小鼠 DSPP 的分析揭示了在 Runx2 启动子区域中有三个具有约束力的位点。Runx2 是一种转录因子，已知对成骨细胞和成牙本质细胞分化至关重要[38]。原位杂交分析表明，在成牙本质细胞分化和成熟过程中，DSPP 的表达增加，Runx2 的表达降低。他们还通过 electrophoretic mobility shift assay 和 supershift experiments 证明，Runx2 与位于小鼠 DSPP 基因启动子区域的三个 Runx2 位点结合。在小鼠 DSPP 启动子中，Runx2 位点的突变导致了前期牙本质细胞的启动子的活动减少，与之相反，其在成熟的成牙本质细胞中的活动增加。另一方面，在前期牙本质细胞中，Runx2 的过度表达导致了内源性 DSPP 蛋白水平的增加，但减少了它在成熟的成牙本质细胞中的表达，这与 DSPP 启动子分析是一致的。因此，在早期阶段，Runx2 上调 DSPP，但是在后期（成熟的）阶段的成牙本质细胞分化中降低了这种基因。

最近的研究中，我们发现小鼠过表达 TRPS1（一种转录因子），导致 TRPS 综合征，影响颅面和骨架的发育，切牙中牙本质变薄以及 DSPP 表达显著降低。由于 TRPS1 抑制了 Runx2 介导的反激活作用[39]，所以对 Runx2 的抑制可能会降低 DSPP，从而导致 DSPP 的低水平。

牙本质基质蛋白 1（DMP1）是 SIBLINGs 蛋白质家族的另一成员，主要表达在牙本质和骨上。在 DMP1 敲除小鼠的牙本质中，DSPP 水平下降，表明在牙本质生成时 DSPP 可能被 DMP1 上调[40]。DMP1 的 COOH 末端，在成牙本质细胞早期分化中被定位在细胞核中，它能够与大鼠 DSPP 启动子中核苷酸–450 和+80 之间的区域特殊结合，并激活 DSPP 的转录[41]。

最近的研究指出，DPP 利用一个内部核糖体进入位点（IRES）表达在 DSPP 基因中[42]。然而，其他几项研究表明，DSPP 是一种蛋白酶的基质，被蛋白水解成 DSP、DPP、DGP。一方面，DSPP 蛋白水解过程并没有解释基质中逐渐增加的 DPP 和 DSPP 前体蛋白的缺失的原因。另一方面，内部核糖体进入位点 IRES 的理论不能解释少量的 DGP 蛋白质的存在。所以，DPP 的产生可能是两个过程的结合。

SIBLINGs 蛋白中，DSPP 和 DMP-1 基因彼此相邻，它们在基因和蛋白质结构上有许多相似之处，现在人们相信 DSPP 是由 DMP1 通过基因复制引发的[43]。对 DSPP 基因组序列的进化分析表明，DSPP 通过 DMP1 复制创造出来，这对牙齿是必不可少的。DSPP 和 DMP1 都被裂解为两个蛋白质链；N 端片段是包含软骨硫酸软链的蛋白聚糖，而 C 端片段则是高度磷酸化的[31]。尽管 DSPP 和 DMP1 有着相似之处，最近的一项体外研究表明，DSPP 和 DMP1 的磷酸化形式能够作为胶原蛋白中磷灰石晶体形成的成核剂，DSPP 诱导组织的内部纤维状的胶原蛋白矿化，DMP1 沿着胶原纤维轴诱导矿物粒子的沉积[44]。

DSPP 基因主要表现在成牙本质细胞中，较小程度上在成骨细胞中表达。DSPP 也在其他组织中表达如唾液腺、汗腺、肺、肾脏和鼻软骨[5, 45]。人类 DSPP 基因中的许多点突变与牙本质不全（DGI）和牙本质发育不良（DD）有关，这是影响牙本质的两种最常见的遗传性疾病[34]。人类 DSPP 突变与非综合性的牙本质发育不全和牙本质发育不良有关[46]。DSPP 基因突变可引起家族非综合性听力损失[47]。

三、BSP 结构

人 BSP 基因定位于 4 号染色体的长臂，小鼠的 BSP 基因定位于 5 号染色体区域。人类 BSP 基因由 7 个外显子和 6 个内含子组成，前 6 个外显子很小，而第 7 个外显子很大，外显子 2 编码 16 个氨基酸的信号序列和分泌蛋白的前 2 个氨基酸。编码 15 个氨基酸的外显子 3 和编码 27 个氨基酸的外显子 4 一起编码蛋白质的氨基末端区域，其特征是富含芳香族氨基酸。外显子 5 和外显子 7 包括多谷氨酸片段，参与 BSP 与羟基磷灰石的结合。外显子 7 是最大的外显子，编码大约一半的蛋白质，包括 RGD 序列。BSP 是由 317 个氨基酸组成的糖蛋白，其平均分子质量为 70～80kDa，在 BSP 蛋白序列中心发现了 N 和 O 糖基化位点[16, 48]。BSP 的 N 端富含谷氨酸片段，作为羟基磷灰石晶体附着位点，N 端还包括胶原结合区域。从 O 糖基位点开始扩展的 C 末端将结合 RGD 序列介导细胞黏附和信号传导[48]。

四、OPN 结构

OPN 分子包含独特的保守区域，其涉及结合结构域，丝氨酸和苏氨酸磷酸化位点，两个肝素结合位点，一个凝血酶切割位点和推定的钙结合位点[49]。细胞相互作用结构域包括 RGD 细胞结合序列和 SVVYGLR 基序。切割位点包括凝血酶和基质金属蛋白酶（MMP）切割位点[49]。响应凝血酶的切割，显示 SVVYGLR 位点并导致两个片段的形成：N 末端片段和 C 末端片段。促炎性 N 末端区包括两个整联蛋白结合位点：RGD 和 SVVYGLR 基序。然而，C 末端片段缺乏整联蛋白结合位点。MMP 通过结合 MMP 的切割位点切割两个片段：切割 N 末端片段可导致 SVVYGLR 基序的整联蛋白结合结构域的失活。

第二节　SIBLINGs 表达部位

一、DMP1 表达部位

（一）DMP1 在牙本质中表达

已有的研究表明，DMP1 在牙齿的表达具有一定的时空特异性。DMP1 是一种非胶原蛋白，最初是从矿化的牙本质基质识别出来的，它不仅可以在成牙本质细胞分化中发挥作用，还可以在牙本质基质生物矿化方面发挥作用[50]。免疫组织化学研究表明，DMP1 在啮齿动物磨牙和人牙齿的牙本质小管、前期牙本质和成牙本质细胞有表达[27]，再次表明 DMP1 在牙本质的矿化作用。

DMP1 敲除小鼠在出生后出现明显的牙齿表型变化，包括从前期牙本质到牙本质成熟过程的部分失败，以及牙髓腔的增大，前期牙本质宽度增加，以及牙本质矿化程度低[40]。这些 DMP1 敲除小鼠的表型特征与 DSPP 敲除小鼠非常相似，然而，DMP1 缺失的牙齿特征并不像 DSPP 缺失的小鼠那么严重。在 DMP1 敲除小鼠中，第三磨牙发育延迟。

（二）DMP1 在牙骨质中表达

根据牙齿发育的免疫定位，认为 DMP1 在矿化组织牙骨质的形成和维持中起着重要作用。免疫过氧化物酶染色发现 DMP1 在非细胞外源性纤维牙骨质中表达。在 DMP1 敲除小鼠中，非细胞外源性纤维牙骨质层出现矿化异常，与野生型小鼠相比，明显薄且更难以识别[51]。

（三）DMP1 在下颌骨和髁突中表达

有研究表明，DMP1 在下颌骨和髁突中均有表达，并具有重要作用。DMP1 敲除小鼠的下颌骨和髁突出现骨化不全、密度减低、体积减小和髁突软骨退变等变化。表明 DMP1 是生长板和继发性骨化中心形成的关键因子，在软骨、骨形成和骨结节塑形中发挥重要作用。DMP1 可能是调控下颌骨及髁突软骨发育的候选基因。

DMP1 敲除小鼠出生后 2 周下颌骨体积与对照组相比无明显变化，但开始出现软骨发育不全样表型，出生后 2 个月 DMP1 敲除小鼠的下颌骨颜色暗，体积变小，骨质较软，髁突发育不足。DMP1 敲除小鼠骨内肥大细胞的比例明显增加，正常均匀的生长板由增厚紊乱的结节状生长板所代替。髁突软骨生长板区软骨表现为退行性变。

（四）DMP1 在骨细胞中表达

DMP1 在骨细胞、软骨细胞和前成骨细胞高度表达[50]，在成骨细胞表达较少[52]。Feng 等对胚胎期和新生期 DMP1 敲除小鼠的研究发现，DMP1 基因的缺失早期并未表现出明显的异常表型，仅为肥大软骨轻度扩张以及长骨直径轻度增大，表明 DMP1 基因的缺失对早期的骨骼发育及牙发育并无显著影响。但在 DMP1 敲除小鼠 2 周后的下颌骨发育表现类似于人类的多发性骨骺发育不良和假性软骨发育不全。多发性骨骺发育不良和假性软骨发育不全主要表现为前后肢骨骺和干骺端的对称性钙化延迟或不规则钙化。骨软骨发育异常是一组遗传性疾病，多由基因突变引起，包括细胞外基质蛋白的突变。研究表明，DMP1 在肥大软骨细胞、成骨细胞中表达，最后在骨细胞中强烈表达。我们对 DMP1 骨与软骨组织内的表达特征的研究证明，在不同发育时期的膜内骨和软骨内骨中 DMP1 均有表达；DMP1 表达位于骨小梁形成启动之前，当骨化开始时 DMP1 的信号加强并在成骨细胞内保持较高水平；出生后骨发育中 DMP1 的表达主要集中在生长区的肥大软骨带和骨细胞内。

（五）DMP1 在细胞内和细胞外的表达

DMP1 的两个片段显示了在细胞内和细胞外空间的不同分布[53]，C-DMP1 片段主要定位在骨和牙本质的细胞外基质的矿化区域，在细胞内部，C-DMP1 片段聚集在间质细胞的细胞核中。N-DMP1 片段定位于非矿化的前期牙本质及关节软骨的细胞外基质中，在细胞内，N-DMP1 片段主要定位在细胞质基质和质膜上。这种不同的分布表明，DMP1 的片段可能在细胞内和细胞外的环境中扮演不同的生物角色。

二、DSPP 表达部位

目前有明确的研究表明，DSPP 不仅在牙本质中表达，而且在其他组织中也有表达，包括骨骼、牙骨质和某些非矿化组织[54]。DSPP 在人的肾上腺、骨髓、结肠、心脏、肾脏、肝脏、卵巢和小肠中也有表达。

（一）DSPP 在牙釉质中表达

在早期釉质形成过程中，DSPP 在釉质牙本质界（DEJ）建立时，在成釉细胞分泌前阶段被短暂地表达出来。DSPP 短暂的表达也出现在人类牙齿成釉细胞分泌前阶段[55]。

通过在釉原蛋白启动子下过表达 DSP 或 DPP 的转基因小鼠，分析 DSPP 在成釉细胞中的表达及其对釉质形成的作用。研究发现 DSP 的过表达加速了釉质矿化，显著增加了釉质硬度

（20%）。DSPP 敲除背景下的 DSP 过表达小鼠，可以观察到由 DSP 介导的矿化起始[56]。DSPP 敲除背景下 DPP 过表达导致了"凹坑"和"白垩色"的釉质，并且削弱了釉质体积。这些结果表明 DSP 对牙釉质形成有积极作用，DPP 对牙釉质形成有消极作用。体外实验表明 DPP 过度集中阻止了矿物结晶，而适度的浓度却会诱导此过程[44]。因此，DPP 的表达水平对于形成正确的釉质结构可能至关重要。

（二）DSPP 在牙本质中表达

原位杂交等实验分析表明，DSPP 的转录产物主要表达在成牙本质细胞，在前成釉细胞短暂表达，在牙周膜显著表达[57]。DPP 在成牙本质细胞表达，被认为是晚期分化的成牙本质细胞的标志。在成牙本质细胞发展和成熟过程中，DPP 的表达水平提高了，并在牙本质基质中保持较高的水平[58]。在牙齿中，DSP 是含量仅次于 DPP 的非胶原蛋白，而 DPP 被认为是牙本质和分泌的成牙本质细胞表型标记物。虽然 DPP 最初被认为是仅特定于牙本质基质，但新的研究证明骨基质中也存在 DPP[28]。此外，在其他非矿化组织中也发现了 DPP，尽管量非常少[54]。

我们最近构建了 DPP 基因敲除小鼠，在 DSPP 基因敲除的背景下导入 DSP 转基因，在 DSPP 启动子的控制下只有 DSP 被表达[56]。与 DSPP 敲除小鼠相比，该小鼠部分恢复了牙齿中前期牙本质的宽度和磨牙牙本质中不规则的非矿化区域缺陷，牙髓也很少暴露。DSP 敲除的切牙显示变宽的前期牙本质这表明，前期牙本质向牙本质的转化过程依赖于 DSP 的表达。这揭示了 DSP 和 DPP 在牙本质矿化中不同的作用。DSP 调控牙本质矿化的起始阶段，而 DPP 在牙本质矿化的成熟过程中起着重要的作用。

（三）DSPP 在骨中表达

DSPP 敲除小鼠的骨表型没有牙本质表型严重，很可能是因为其在骨中的表达低于牙本质，但这些小鼠揭示了 DSPP 的广泛功能。DSPP 敲除小鼠在 5 周时骨密度比同龄野生型小鼠高，结晶度增加。相比之下，9 个月大的敲除小鼠的骨骼密度远低于野生型小鼠。因此，与 DSPP 敲除小鼠的牙本质缺陷表型不同，DSPP 在骨表型明显依赖于年龄。然而，DSPP 在 5 周和 9 个月时产生相反效果的原因尚不清楚，DSPP 有可能刺激骨重塑，而骨重塑在年轻时更为活跃，并可能导致不同年龄骨表型的差异。DSPP 敲除小鼠显示出严重的牙槽骨和牙骨质缺失，特别是磨牙的根分叉和邻间区域，导致牙周病[59]。在 DSPP 敲除小鼠的颅骨中观察到矿物质沉积缺陷[15]。在股骨上，DSPP 敲除小鼠表现出较低的骨体积分数，小梁数和矿物密度，以及结晶度的降低。

三、BSP 表达部位

BSP 主要表达于矿化组织中，如骨骼、牙骨质、牙本质、修复性牙本质[60]和矿化软骨。在骨中，BSP 由成骨细胞、破骨细胞及其他骨相关细胞合成和分泌，也由易发生骨转移的癌细胞表达，因此 BSP 基因表达的调控不仅影响到成骨细胞的分化，也影响到骨基质的矿化和肿瘤的转移。除了包含在骨细胞外基质中外，BSP 还存在于无细胞和细胞牙骨质中。无细胞牙骨质是覆盖牙根颈部的薄的矿化组织，对牙周韧带（PDL）与牙根表面的附着很重要。细胞牙骨质是一种更像骨的组织，覆盖牙根部的顶端部分。而在牙本质基质形成期间，BSP 在成牙本质细胞中有表达，在成牙本质细胞和牙本质的管周区域也有表达。然而，在下颌发育的早期阶段，在形成牙齿的牙源性细胞中 BSP 表达的总体水平被认为低于邻近的牙槽骨的成骨细胞。

四、OPN 表达部位

OPN 在成牙本质细胞、前期牙本质、修复性牙本质[60]、牙周膜、牙槽骨、牙骨质及牙本质中均表达。在牙本质中，OPN 可能来源于成牙本质细胞和成牙骨质细胞。在牙齿细胞外基质中的 OPN 主要存在于牙根表面的牙骨质中，无细胞牙骨质和细胞牙骨质均含有丰富的 OPN，其含量远远高于骨，尤其在无细胞牙骨质中，其中 OPN 只在牙骨质的新生处及附近的成牙骨质细胞中表达。在骨中，OPN 由成骨细胞，骨细胞，破骨细胞产生，也定位于肥大软骨细胞。

第三节　SIBLINGs 的功能
一、DMP1

（一）DMP1 功能

DMP1 是一种高度磷酸化的蛋白质，对钙有着很强的亲和力。细胞外基质中的 DMP1 主要功能是促进羟基磷灰石晶体的成核。体外实验表明，DMP1 可以自己组装成一个 β 形片状模板，促进羟基磷灰石的成核[61]。另外，DMP1 可以与 I 型胶原蛋白的 N 端肽区域结合，在 DMP1 与 I 型胶原蛋白结合的区域发现羟基磷灰石的成核。因此，DMP1 在骨和牙本质的细胞外基质中起着成核蛋白的作用。此外，DMP1 的过度表达加速了生物矿化，极大地改变了骨的生物力学性质[61]。

细胞外基质中的 DMP1 蛋白主要被裂解成两个片段：37kDa 的 N 端片段和 57kDa 的 C 端片段[9]。N-DMP1 片段是在丝氨酸 74 的位置上被糖基化的，对于 DMP1 在体内执行其功能是很重要的[24]。N-DMP1 片段的糖基化形式是羟基磷灰石成核的负调节剂[62]。在 DMP1 的两个片段中，57kDa 的 C-DMP1 片段是最具生物活性的。对基因敲除小鼠模型的研究表明，仅 C-DMP1 这一片段就可以恢复全长 DMP1 的功能[63]。

在小鼠基因敲除动物模型和人类基因突变研究中，DMP1 对牙本质和骨矿化的重要性已经得到了证实：DMP1 敲除小鼠在骨骼和牙本质的矿化过程中表现出了严重的缺陷[40]，在人类 DMP1 基因的突变导致了人体内的自体隐性低磷血症性佝偻病[12]。与 DSPP 敲除小鼠不同，DMP1 敲除小鼠的骨骼和软骨存在严重缺陷。骨中缺乏 DMP1，导致矿化性能降低和晶体增大，说明 DMP1 直接诱导骨矿化，并作为矿化的成核剂。而且，在 DMP1 敲除小鼠的骨中观测到较低的磷酸钙浓度，这说明 DMP1 也参与钙和磷酸盐的新陈代谢。DMP1 敲除小鼠在出生后软骨发育过程中也会出现严重的软骨形成缺陷。这些发现表明 DMP1 对于正常的产后软骨发育和随后的成骨至关重要。

有报道称人类 DMP1 基因的纯合突变导致了一种常染色体隐性遗传的低磷血症（ARHP），在一些 DMP1 基因突变的 ARHP 患者中，纤维细胞生长因子-23（FGF-23）的血清水平明显增加。研究表明 DMP1 调节了 FGF-23 激素[12]，并且在成骨细胞分化和生物矿化中起着关键作用。DMP1 显著影响骨矿化，通过调节血清 FGF-23 水平来控制血清磷酸水平，而 DSPP 对全身系统没有影响。FGF-23 是一种骨细胞来源的磷酸酯激素，通过减少其在肾近端小管内的再吸收，促进肾磷酸盐排泄而降低血清磷酸盐水平，FGF-23 还抑制了维生素 D 的生物合成和代谢。此外，在 DMP1 敲除小鼠中观察到的低磷血症表型在 FGF-23 表达缺失小鼠中得到了挽救，这表明 FGF-23 的异常高表达是导致 ARHP 患者表型的一个因素[64]。

（二）DMP1 转基因鼠的作用

有研究构建了一种敲除能正常裂解的 DMP1，表达突变不能裂解的 DMP1 转基因小鼠，其中的 Asp[213] 被 Ala[213] 取代，命名 "DMP1-KO/D213A-Tg 小鼠"，在小鼠的 DMP1 中用 Ala[213] 取代了 Asp[213]，阻止了 DMP1 的裂解，而突变 DMP1 的表达未能挽救 DMP1 敲除（DMP1-KO）小鼠的长骨缺陷。在六周大 DMP1-KO/D213A-Tg 小鼠的磨牙中，前期牙本质厚度比野生型小鼠大得多，与野生型小鼠相比，DMP1-KO/D213A-Tg 小鼠的下颌体包含更多的类骨质和扩大的骨细胞缺损。12 个月的 DMP1-KO/D213A-Tg 小鼠牙本质的矿化缺陷变得更加明显，与 WT 小鼠相比，它们的牙槽骨和非细胞及细胞牙骨质的数量要少得多。

先前的研究表明，正常的 DMP1 基因或 C-DMP1 片段的表达是由 3.6kB Col1a1 启动子驱动的，完全挽救了 DMP1-KO 小鼠骨骼和牙齿的表型。突变不能被裂解的 DMP1 过度表达，未能挽救 DMP1 敲除小鼠中的牙本质、骨和牙骨质的矿化缺陷，这表明是 DMP1 的蛋白水解片段在体内发挥作用[65]。

DMP1 通过 Col1a 启动子在牙齿生成的早期到晚期阶段表达，通过 DSPP 启动子在牙齿生成的晚期阶段表达。为了确定 DMP1 的表达对 DMP1 敲除小鼠的表型至关重要，通过 DMP1 敲除背景下使用 Col1a 启动子表达 DMP1，在敲除小鼠中发现的矿化缺陷、牙本质小管缺陷和第三磨牙发育缺陷完全被挽救。通过在 DMP1 敲除背景下用 DSPP 启动子表达 DMP1 时，在磨牙中这些缺陷并没有被完全挽救。这些结果表明，在牙齿生成的早期和晚期阶段都需要 DMP1 的表达[66]。

为了检测 C-DMP1 在体内的作用，使用 Col1a 启动子制备了过表达全长 DMP1 和 C-DMP1 片段的转基因小鼠。两组转基因小鼠均挽救了 DMP1 敲除小鼠的骨表型，提示 57kDa 的 C-DMP1 片段能够再现完整的 DMP1 在体内的功能。

（三）DMP1 信号功能

最近的研究表明，DMP1 蛋白既可以作为细胞外基质中的成核蛋白，也可以作为细胞内的信号蛋白，诱导干细胞分化。DMP1 包含一个 RGD 三肽。RGD 三肽作为细胞膜上的整合素受体的配体，可以调节细胞黏附和细胞骨架的变化。以往发表的研究表明 DMP1 的 RGD 三肽促进了选择性细胞附着，并与细胞表面 α5β1 整合素蛋白结合，激活了细胞外信号调节激酶（ERK）1/2 通道来刺激间质干细胞包括牙周韧带干细胞中的成骨细胞分化[67]。这个 DMP1 介导的信号级联通过 DMP1 与细胞外基质的胶原蛋白结合促进细胞附着和分化。

细胞外基质中的 DMP1 通过与受体 78kDa 葡萄糖调节蛋白（GRP78）结合进入前成骨细胞和前成牙本质细胞，发挥受体介导的内吞作用。DMP1 的内吞作用触发钙介导调节，导致有丝分裂激活蛋白激酶（MAPK）信号级联激活，从而导致间充质细胞干细胞的成骨分化。GRP78 被新鉴定为 DMP1 浆膜受体[68]。GRP78 属于热休克蛋白 70（HSP70）家族，是一种应激反应蛋白。软骨细胞和骨细胞表达的 GRP78 蛋白被分泌到骨细胞外基质。成骨细胞在体外分化时，GRP78 表达被上调。近期体外实验表明，GRP78 在细胞外基质中可直接与 I 型胶原蛋白和 DMP1 结合，与 DMP1 结合可以启动磷酸钙的成核，促进钙磷沉积，从而促进基质的矿化[68]。DMP1 与 GRP78 的结合依赖于 N-DMP1 蛋白。N-DMP1 蛋白与 C-DMP1 蛋白相比功能较少，但是 N-DMP1 蛋白有核定位信号、RGD 序列和磷酸化位点。内吞 DMP1 导致内质网内钙的释放，导致细胞内钙水平升高，从而诱导 p38 通路的激活和 Runx2 核易位。DMP1 作为细胞信号

777777777

分子的功能高度依赖于钙介导的信号[68]。先前的体外研究表明，DMP1 本身可以定位于细胞核，与 DSPP 启动子区域结合，并调控 DSPP 基因的表达[40-41]。因此，DMP1 敲除小鼠的牙齿表型可能至少部分是由 DSPP 表达减少引起的。

除了在干细胞分化和生物矿化方面的明显作用外，DMP1 也在间充质细胞的细胞核中存在[50]。DMP1 是基质金属蛋白酶 2（MMP2）酶的底物。通过 MMP2 分裂产生的 DMP1 的蛋白水解片段也有可能诱导间质细胞分化。

总的来说，DMP1 是一种多功能蛋白，在骨骼和牙本质上起着至关重要的作用。

二、DSPP

（一）DSPP 功能

与 DMP1 相比，DSPP 对牙本质的矿化影响更大。DSPP 蛋白表达始于钟状中期，在内釉细胞和正在极化的成牙本质细胞中表达，牙体组织形成开始后，则转至成牙本质细胞表达，直至牙冠硬组织完全形成，此阶段在成釉细胞有反复表达。牙齿萌出时，该蛋白无论在成牙本质细胞还是在成釉细胞表达均为阴性。DSPP 在牙胚发育过程中的表达具有时空特异性。人类 DSPP 的缺陷与各种类型的遗传性牙本质障碍有关[34]。进一步的研究表明，DSPP 基因敲除小鼠的牙齿与人类牙齿的牙本质发育不全相似。

在小鼠 DSPP 裂解位点用 Ala^{452} 代替 Asp^{452}，通过阻止 DSPP 水解导致该蛋白质在体内功能丧失。说明 DSPP 裂解成片段是激活步骤，把无活性的前体转化为有活性的片段对牙本质的形成和矿化至关重要[69]。DSPP 的 COOH 端片段（DPP）和 NH$_2$ 端片段（包括 DSP 和 DSP-PG）虽然来自同一个信使 RNA，但它们之间具有显著的化学差异，在生物矿化过程中发挥着不同的作用。DPP 是羟基磷灰石形成和生长的启动者和调节器。DSP 与整合蛋白 β6 受体结合，促进了小鼠牙乳头间充质细胞的依附和传播[70]。在整合蛋白激活时发生的肌动蛋白聚合被证明参与了成骨分化。因此，DSP 调控肌动蛋白细胞骨架可以参与 DSPP 对成牙本质细胞和成骨细胞分化的影响。

DSPP 敲除小鼠表现出严重的牙齿缺陷，这是因为 DSPP 缺陷使前期牙本质和牙本质矿化不足，这与患有 DGI 和 DD 的病人所表现的缺陷相似。DGI 和 DD 病人的牙齿有不规则的矿化面，牙本质显示出异常的非矿化点，前期牙本质宽度增加。这些结果表明，DSPP 缺乏导致前期牙本质向牙本质的转变过程受阻，从而导致牙本质的成熟缺陷。最近的研究表明，与继发性牙本质相比，成牙本质细胞中 DSPP 的表达在原发性牙本质中更高，说明 DSPP 对成牙本质细胞分化和功能的积极作用在原发性牙本质形成过程中比任何时期都要重要[71]。

（二）DSPP 转基因鼠的作用

我们建立了 DSPP 敲除后再过表达 DPP 基因的小鼠，发现 DPP 转基因表达部分挽救了 DSPP 缺失小鼠的牙本质缺陷。为了分析 DPP 在牙本质上的作用，我们建立了 Dspp$^{-/-}$；Dpp^{Tg} 小鼠，它表达了由 I 型胶原蛋白启动子驱动的转基因 DPP，但缺乏内源性的 DSPP 基因。μCT 分析显示，在出生后 6 个月，DPP 转基因表达使 DSPP 缺失小鼠的牙本质厚度增加 97.1%，使牙本质密度提高了 29.5%。组织学分析表明，DSPP 缺失小鼠表现出异常扩大的前期牙本质，而 Dspp$^{-/-}$；Dpp^{Tg} 小鼠比 DSPP 缺失小鼠前期牙本质更窄。扫描电子显微镜分析显示，Dspp$^{-/-}$；Dpp^{Tg} 小鼠的牙本质小管比 DSPP 缺失小鼠更有组织性。双荧光标记分析表明，与 DSPP 缺失小鼠相比，Dspp$^{-/-}$；Dpp^{Tg}小鼠的牙本质矿化沉积速率显著提高。这些发现表明，DPP 的转基因表达部分挽救了 DSPP 缺失小鼠的牙本质缺陷，这表明 DPP 可能促进牙本质的形成，而 DPP 与 DSPP 的 NH$_2$ 终端片段之间的协同作用可能是牙本质形成的必要条件。

我们发现 DSPP NH$_2$ 端片段的转基因表达未能挽救 DSPP 敲除小鼠的牙本质缺陷[72]。体外研究表明，对于羟基磷灰石晶体的形成和生长，DSP 几乎没有或根本没有影响，但缺乏 DSP-PG 对羟基磷灰石晶体形成和生长有一定影响。

（三）DSPP 信号功能

与 DMP1 一样，DPP 也属于 SIBLING 蛋白质家族，包含一个与整合素结合的 RGD 序列，这个序列在大多数物种中高度保守。DPP 是迄今为止发现的最酸的蛋白质，其同电点为 1。DPP 被高度磷酸化，并含有天冬氨酸–丝氨酸–丝氨酸重复序列（DSS 重复序列），导致了其酸性性质。DPP 也是一种在细胞内外都存在的多功能蛋白质。在牙本质基质，DPP 是最丰富的非胶原蛋白，而且它也存在于骨骼中，但是含量相对较少。研究表明，在 DPP 中，大量的磷酸丝氨酸和天冬氨酸可能会以一种有序的方式来负责钙的结合。固定化磷酸酯最初形成的磷酸钙团簇，由于各层之间的离子结合和配位结合，其排列顺序较短。这些星团一直在生长，直到它们与邻近的星团合并成磷灰石核[32]。DPP 存在于发育后期的牙槽骨表明这种细胞外基质蛋白可能涉及在骨生成后期调节晶体大小。DPP 的磷酸化对于其作为生物矿化的调节作用是至关重要的。在细胞外基质中，DPP 可以通过 RGD 肽来调节细胞黏附和整合素信号，整合信号在干细胞分化和细胞骨架重排中起着重要的作用。此外，DPP 还可以在未分化的间质细胞中触发钙和钙调蛋白介导的信号级联，引导它们的分化过程[73]。最近的研究认为，由多个天冬氨酸–丝氨酸–丝氨酸重复序列（DSS 重复序列）组成的 DPP 的酸性领域是一种内吞性肽，它能够通过非受体介导途径进行细胞内吞作用，酸性领域本身并不具有任何信号功能，因此它可以作为载体分子来进行靶向蛋白质传递。

DSPP 基因的 5'区域编码了 DSP，尽管 DSP 与 DPP 同时表达，但 DSP 在矿化组织中的数量只占 DPP 的一小部分。另外，功能研究发现，DSP 作为生物矿化的负调节剂，为 DPP 的表达带来平衡和控制[72]。已发表的报告也证实，DSP 可以影响牙齿结构的形成和维护，如支持组织。尽管 DSP 的功能不像 DMP1 和 DPP 那样具有功能多样性，但它仍然是调节生物矿化的重要因素。

对转基因小鼠模型进行功能分析表明，DSPP 的主要功能是作为细胞外基质中矿化的诱导物。尽管内源性 DSPP 的表达在骨骼中比在牙本质要低得多，但给予外源性 DPP 对间质细胞和破骨细胞分化成成熟的成骨细胞和成牙本质细胞有明显的效果。据报道，即使是在不具有分化成成骨细胞或成牙本质细胞分化潜力的成纤维细胞中，DPP 也会诱导矿物结节形成。在含有抗坏血酸和甘油磷酸酯的矿化诱导方法中培养 4 天，过表达 DPP 的小鼠胚胎成纤维细胞开始沉积钙化结节。因此，仅仅是 DPP 的存在就足以使成纤维细胞分化成成骨细胞样的细胞。几项研究表明，重组的 DPP 能够在成骨细胞和间质干细胞中诱导成骨分化。这种诱导是通过激活 MAPK 通路引起的，这种途径是在 RGD 序列结合位点上，重组 DPP 与细胞膜整合素结合的结果[74]。此外，重组后的 DPP 能够刺激 Smad-1 磷酸化，并诱导出骨及牙本质分化标记的基因表达。Smad-1 的磷酸化没有被 Noggin 阻止，Noggin 是 BMP 配体的细胞外抑制剂。这表明 DPP 通过独立于 BMP 信号的整合信号来激活 Smad-1 信号[75]。此外，来自猪 DPP 的 RGD 三肽促进了人类牙髓细胞的细胞迁移[76]。综上所述，这些研究结果表明 DSPP 是一种细胞信号分子。与

DMP-1 和其他 SIBLINGs 的 RGD 不同，DSPP 序列中的 RGD 序列在不同的物种中是不保守的（如大鼠、犬和兔子的 DSPP 缺乏 RGD 序列）。因此，需要进一步的分析来确定 DSPP 是否在细胞分化中起决定性作用，或者 DSPP 是否有其他的功能域。例如，用突变的 RGD 序列来分析 DSPP 是否能像正常的 DPP 蛋白质一样有效地诱导成骨和牙分化。

三、BSP 功能

骨涎蛋白（BSP）具有多种功能，既可通过整合素结合 RGD 序列介导细胞的黏附和信号传导，也可参与胶原结合和羟基磷灰石成核，因此 BSP 被认为是羟基磷灰石沉淀的正调节剂，并且长期以来被认为是成骨分化的早期标志物。体外研究表明，BSP 可以通过其在稳态条件下成核羟基磷灰石晶体，促进一些成骨细胞系的矿化，诱导成骨细胞和破骨细胞黏附并增加破骨细胞生成和骨吸收来干预骨重建。

BSP 能促使羟基磷灰石成核。在钙和磷酸盐浓度低于自然降水阈值的稳态系统中，BSP 在促进琼脂糖凝胶中的成核方面起作用[17]。BSP 在骨重塑中有着重要作用，骨骼结构的完整性和强度通过骨重建来维持，骨重建涉及破骨细胞的旧骨吸收和成骨细胞的新骨形成的良好组织平衡。骨重塑通常受多种细胞因子、细胞外基质蛋白和激素的调节，其中 RANKL/RANK 和受体骨保护素（OPG）已被确定为骨重建的关键调节因子。BSP 是骨中主要的非胶原细胞外基质蛋白，由破骨细胞、成骨细胞、骨细胞和肥大软骨细胞产生。虽然 BSP 表达已证明与从头骨形成相一致，大量研究表明，BSP 不仅在骨形成中起作用，在骨吸收中也起作用。使用免疫组织化学和原位杂交方法，显示破骨细胞在蛋白质和 mRNA 水平上均表达 BSP 基因。研究发现 BSP 显著增加抗酒石酸酸性磷酸酶（TRAP）阳性破骨细胞的附着，并表明 BSP 磷酸化的翻译后修饰是体外破骨细胞骨吸收的必要条件[77]。其他研究报道了 BSP 与核因子 κB 配体（RANKL/RANK）信号传导的受体活化剂协同作用，以诱导 RAW264.7 细胞中的破骨细胞生成和骨吸收。此外，BSP 显示降低 RANKL 诱导的细胞凋亡[78]，对牙周组织的形成至关重要。缺乏 BSP 会抑制无细胞牙骨质的形成和矿化。BSP 缺失小鼠中无细胞牙骨质的减少和功能丧失导致牙骨质-牙周韧带界面的结构缺陷、牙周韧带解体、上皮的向下生长和牙齿和骨吸收的增加。缺乏 BSP 导致对无细胞牙骨质形成的严重发育抑制，可通过组织学、组织化学、免疫组织化学和 SEM 显示。作为牙齿发生的晚期阶段，牙骨质形成取决于许多早期的发育阶段。这种缺陷不是由于牙本质缺陷、前体细胞的迁移或位置缺乏或根表面胶原蛋白边缘纤维引起的。局部组织非特异性碱性磷酸酶（TNAP）缺乏，低磷血症和低钙血症被排除为 BSP 缺失小鼠中牙骨质抑制的原因。因此，BSP 在无细胞牙骨质形成中起非冗余作用，可能涉及引发矿化或促进附着牙骨质生长。由于其对牙骨质形成的重要性，BSP 对于形成功能性牙周组织也是必不可少的[79]。

BSP 缺失导致小鼠颅骨的几个部位的膜内骨表现出延迟矿化，对牙槽骨和下颌骨也有着严重的影响。在没有 BSP 的情况下，牙根的无细胞牙骨质不能形成，导致牙周韧带纤维的固定不良和根表面的结构缺陷。相反，BSP 缺失小鼠的牙齿中牙本质形成和矿化是正常的。与膜内骨化的部位不同，颅底的软骨内骨形成正常，BSP 缺失小鼠的颅面形态未受影响。BSP 缺失对牙骨质和牙槽骨矿化的损失最显著，最终导致牙周功能障碍[80]。BSP 缺失会延迟骨生长和矿化。在分析膜内骨化的所有部位，包括颅骨的缝线，以及下颌骨和牙槽骨中，BSP 敲除小鼠矿化延迟。在早期 BSP 敲除小鼠下颌骨和牙槽骨中，广泛的类骨质积聚区域特别明显，这支持了 BSP

在早期基质矿化中的重要作用。BSP 基因敲除小鼠的长骨生长和矿化延迟，以及由于破骨细胞形成和活动减少导致的骨发育异常。在股骨皮质骨缺损模型中，BSP 敲除小鼠显示延迟骨修复。在股骨骨髓消融模型中，缺乏 BSP 导致髓质小梁骨形成减少和破骨细胞再吸收延迟。长骨发育早期阶段的研究发现 BSP 敲除与野生型 WT 小鼠的生长板改变，矿化开始延迟，一些成骨标志物表达减少[81]。牙槽骨和牙骨质由未矿化的 PDL 分开。BSP 存在于牙周支持装置的牙骨质和牙槽骨的 ECM 中，在发育过程中，PDL 的胶原纤维插入牙骨质和骨表面。BSP 敲除小鼠牙齿牙骨质发育缺陷，牙周附着逐渐丧失，牙周韧带解体和牙槽骨丧失[79]。

原发性恶性肿瘤的转移是与癌症相关的发病率和死亡率的相关主要因素。乳腺癌是最常见的转移到骨骼的癌症之一。研究表明，BSP 在人乳腺癌中存在和原发性乳腺癌患者血清 BSP 水平升高，这与预后密切相关。BSP 在骨转移中比在乳腺癌和前列腺癌患者中的内脏转移中更高[82]。

四、OPN 功能

OPN 抑制羟基磷灰石晶体的形成。OPN 是磷酸化的唾液蛋白，该蛋白在矿化组织中以高水平表达。通常在由 I 型胶原和多种其他蛋白质组成的有机基质中沉积羟基磷灰石晶体来诱导晶体矿化。骨基质由无机成分羟基磷灰石和有机成分蛋白质和蛋白多糖组成。OPN 蛋白与其他 SIBLING 蛋白一样含有酸性丝氨酸和天冬氨酸富集的基序（ASARM），它们是潜在的磷酸化位点[18]。磷酸化的 OPN 通过磷酸盐残留物抑制矿化，与此相反，OPN 通过组织非特异性碱性磷酸酶（TNAP）去磷酸化可以阻止其大部分矿物结合和晶体生长活动。焦磷酸盐（PPi）和 OPN 都含有高负电荷磷酸盐残基，其在结合 HA 晶体后抑制矿化。OPN 可独立于 PPi 起作用，也可作为 PPi 效应的介质。高水平的细胞外 PPi 导致成骨细胞 OPN 表达和分泌增加。焦磷酸盐通过三种提出的机制阻断矿化。第一，PPi 与生长的羟基磷灰石晶体结合。第二，成骨细胞通过 MAPK 通路诱导 OPN 表达，从而实现 PPi 和 OPN 的协同作用。第三，有一种反馈机制，其中通过调节 Pi/PPi 比率抑制 TNAP 活性[83]。因此，OPN 可作为羟基磷灰石晶体形成和生长的抑制剂。

OPN 与整合素和 CD44 结合介导信号传导。骨桥蛋白可与几种整联蛋白结合，包括 $\alpha_v\beta_3$、$\alpha_v\beta_5$、$\alpha_4\beta_1$ 等，OPN 结合 $\alpha_v\beta_3$ 为主要受体后信号响应，这涉及破骨细胞活性和骨保护素的表达活化的调节。此外，OPN 与整联蛋白 $\alpha_v\beta_3$ 的结合在破骨细胞的形成中起主要作用。缺乏 OPN 的破骨细胞没有迁移活动，也没有再吸收骨。当加入外源性 OPN 时，OPN 缺陷的破骨细胞导致 CD44 表达增强，CD44 诱导的细胞信号转导的破骨细胞增强活力，OPN 刺激通过 $\alpha_v\beta_3$ 和 CD44 介导的细胞信号转导的破骨细胞的迁移，这进一步增加破骨细胞 CD44 的表达[84]。

OPN 缺失的动物的骨骼结构在放射学上正常。形态学上，OPN 缺失小鼠的细胞和细胞外基质组织及骨骼和牙齿的组成与野生型动物相似。在骨中，OPN 缺失鼠的成骨细胞易于识别且分布正常。在超微结构上，突变小鼠中骨组织的细胞外基质组织没有变化，并且骨内突出的有机结构，如胶原原纤维、牙骨质都是容易辨别的。基质的钙化似乎不受 OPN 缺乏的影响。虽然 OPN 缺失动物的骨细胞和细胞外基质的形态或超微结构没有明显改变，但破骨细胞样细胞的形成增强。该结果表明两种可能性：OPN 抑制破骨细胞前体分化为细胞培养物中的破骨细胞，或 OPN 影响脾脏和骨髓中破骨细胞前体的形成或积累。OPN 与细胞表面整联蛋白的结合对体外系统中破骨细胞的发育是重要的，且 OPN 对破骨细胞分化过程有抑制作用。

参 考 文 献

[1] Tartaix P H, Doulaverakis M, George A, et al. Dentin matrix protein-1: in vitro effects on hydroxyapatite formation provide insights into in vivo functions. Journal of Biological Chemistry, 2004.

[2] Fisher L W, Fedarko N S. Six genes expressed in bones and teeth encode the current members of the SIBLING family of proteins. Connect Tissue Res, 2003, 44 (Suppl 1): 33-40.

[3] Crosby A H, Lyu M S, Lin K, et al. Mapping of the human and mouse bone sialoprotein and osteopontin loci. Mamm Genome, 1996, 7 (2): 149-151.

[4] Venkatesh B, Lee A P, Ravi A, et al. Elephant shark genome provides unique insights into gnathostome evolution. Nature, 2014, 505 (7482): 174-179.

[5] Ogbureke K U, Fisher L W. Expression of SIBLINGs and their partner MMPs in salivary glands. Journal of dental research, 2004, 83 (9): 664-670.

[6] Karadag A, Fisher L W. Bone sialoprotein enhances migration of bone marrow stromal cells through matrices by bridging MMP-2 to $\alpha_v\beta_3$-integrin. Journal of bone and mineral research, 2006, 21 (10): 1627-1636.

[7] Ravindran S, George A. Multifunctional ECM proteins in bone and teeth. Exp Cell Res, 2014, 325 (2): 148-154.

[8] Huang B, Sun Y, Maciejewska, et al. Distribution of SIBLING proteins in the organic and inorganic phases of rat dentin and bone. Eur J Oral Sci, 2008, 116 (2): 104-112.

[9] Qin C, Brunn J C, Cook R G, et al. Evidence for the proteolytic processing of dentin matrix protein 1 Identification and characterization of processed fragments and cleavage sites. Journal of Biological Chemistry, 2003, 278 (36): 34700-34708.

[10] Gericke A, Qin C, Sun Y, et al. Different forms of DMP1 play distinct roles in mineralization. Journal of dental research, 2010, 89 (4): 355-359.

[11] Maciejewska I, Cowan C, Svoboda K, et al. The NH$_2$-terminal and COOH-terminal fragments of dentin matrix protein 1 (DMP1) localize differently in the compartments of dentin and growth plate of bone. J Histochem Cytochem, 2009, 57 (2): 155-166.

[12] Feng J Q, Ward L M, Liu S, et al. Loss of DMP1 causes rickets and osteomalacia and identifies a role for osteocytes in mineral metabolism. Nat Genet, 2006, 38 (11): 1310-1315.

[13] Yamakoshi Y, Hu J C, Iwata T, et al. Dentin sialophosphoprotein is processed by MMP-2 and MMP-20 in vitro and in vivo. Journal of Biological Chemistry, 2006, 281 (50): 38235-38243.

[14] Dong J, Gu T T, Jeffords L, et al. Dentin phosphoprotein compound mutation in dentin sialophosphoprotein causes dentinogenesis imperfecta type III. American Journal of Medical Genetics Part A, 2005, 132 (3): 305-309.

[15] Chen Y, Zhang Y, Ramachandran A, et al. DSPP is essential for normal development of the dental-craniofacial complex. Journal of dental research, 2016, 95 (3): 302-310.

[16] Oldberg A, Franzen A, Heinegard D. The primary structure of a cell-binding bone sialoprotein. J Biol Chem, 1988, 263 (36): 19430-19432.

[17] Hunter G K, Goldberg H A. Nucleation of hydroxyapatite by bone sialoprotein. Proc Natl Acad Sci USA, 1993, 90 (18): 8562-8565.

[18] Staines K A, MacRae V E, Farquharson C. The importance of the SIBLING family of proteins on skeletal mineralisation and bone remodelling. J Endocrinol, 2012, 214 (3): 241-255.

[19] Pagel C N, Wijesinghe W, Dimuthu K, et al. Osteopontin, inflammation and myogenesis: influencing regeneration, fibrosis and size of skeletal muscle. J Cell Commun Signal, 2014, 8 (2): 95-103.

[20] Jain A, McKnight D A, Fisher L W, et al. Small integrin-binding proteins as serum markers for prostate cancer detection. Clinical Cancer Research, 2009, 1078-0432. CCR-09-0783.

[21] Joshi R, Tawfik A, Edeh N, et al. Dentin sialophosphoprotein (DSPP) gene-silencing inhibits key tumorigenic activities in human oral cancer cell line, OSC2. PLoS One, 2010, 5 (11): 13974.

[22] MacDougall M, Gu T T, Luan X, et al. Identification of a novel isoform of mouse dentin matrix protein 1: spatial expression in mineralized tissues. J Bone Miner Res, 1998, 13 (3): 422-431.

[23] Qin C, Brunn J C, Cook R G, et al. Evidence for the proteolytic processing of dentin matrix protein 1, Identification and

characterization of processed fragments and cleavage sites. J Biol Chem, 2003, 278（36）: 34700-34708.

[24] Qin C, Huang B, Wygant J N, et al. A chondroitin sulfate chain attached to the bone dentin matrix protein 1 NH2-terminal fragment. Journal of Biological Chemistry, 2006, 281（12）: 8034-8040.

[25] Steiglitz B M, Ayala M, Narayanan K, et al. Bone morphogenetic protein-1/tolloid-like proteinases process dentin matrix protein-1. Journal of Biological Chemistry, 2004, 279（2）: 980-986.

[26] Peng T, Huang B, Sun Y, et al. Blocking of proteolytic processing and deletion of glycosaminoglycan side chain of mouse DMP1 by substituting critical amino acid residues. Cells Tissues Organs, 2009, 189（1-4）: 192-197.

[27] Massa L F, Ramachandran A, George A, et al. Developmental appearance of dentin matrix protein 1 during the early dentinogenesis in rat molars as identified by high-resolution immunocytochemistry. Histochemistry and cell biology, 2005, 124（3-4）: 197-205.

[28] Qin C, Brunn J C, Cadena E, et al. The expression of dentin sialophosphoprotein gene in bone. Journal of dental research, 2002, 81（6）: 392-394.

[29] Zhu Q, Prasad M, Kong H, et al. Partial Blocking of Mouse DSPP processing by substitution of Gly451-Asp452 bond suggests the presence of secondary cleavage site（s）. Connective tissue research, 2012, 53（4）: 307-312.

[30] Butler W T, Bhown M, Brunn J C, et al. Isolation, characterization and immunolocalization of a 53-kDal dentin sialoprotein(DSP). Matrix, 1992, 12（5）: 343-351.

[31] Zhu Q, Sun Y, Prasad M, et al. Glycosaminoglycan chain of dentin sialoprotein proteoglycan. J Dent Res, 2010, 89(8): 808-812.

[32] Prasad M, Butler W T, Qin C. Dentin sialophosphoprotein in biomineralization. Connect Tissue Res, 2010, 51（5）: 404-417.

[33] Barron M J, McDonnell S T, Mackie I, et al. Hereditary dentine disorders: dentinogenesis imperfecta and dentine dysplasia. Orphanet Journal of rare diseases, 2008, 3（1）: 31.

[34] McKnight D A, Hart P S, Hart T C, et al. A comprehensive analysis of normal variation and disease-causing mutations in the human DSPP gene. Hum Mutat, 2008, 29（12）: 1392-1404.

[35] Narayanan K, Ramachandran A, Peterson M C, et al. The CCAAT enhancer-binding protein（C/EBP）β and Nrf1 interact to regulate dentin sialophosphoprotein（DSPP）gene expression during odontoblast differentiation. Journal of Biological Chemistry, 2004, 279（44）: 45423-45432.

[36] Cho Y D, Yoon W J, Woo K M, et al. The canonical BMP signaling pathway plays a crucial part in stimulation of dentin sialophosphoprotein expression by BMP-2. Journal of Biological Chemistry, 2010, jbc. M110. 103093.

[37] Yang W, Harris M A, Cui Y, et al. Bmp2 is required for odontoblast differentiation and pulp vasculogenesis. Journal of dental research, 2012, 91（1）: 58-64.

[38] Chen S, Gu T T, Sreenath T, et al. Spatial expression of Cbfa1/Runx2 isoforms in teeth and characterization of binding sites in the DSPP gene. Connect Tissue Res, 2002, 43（2-3）: 338-344.

[39] Napierala D, Sam K, Morello R, et al. Uncoupling of chondrocyte differentiation and perichondrial mineralization underlies the skeletal dysplasia in tricho-rhino-phalangeal syndrome. Hum Mol Genet, 2008, 17（14）: 2244-2254.

[40] Ye L, MacDougall M, Zhang S, et al. Deletion of dentin matrix protein-1 leads to a partial failure of maturation of predentin into dentin, hypomineralization and expanded cavities of pulp and root canal during postnatal tooth development. Journal of Biological Chemistry, 2004.

[41] Narayanan K, Gajjeraman S, Ramachandran A, et al. Dentin matrix protein 1 regulates dentin sialophosphoprotein gene transcription during early odontoblast differentiation. Journal of Biological Chemistry, 2006.

[42] Zhang Y, Song Y, Ravindran S, et al. DSPP contains an IRES element responsible for the translation of dentin phosphophoryn. J Dent Res, 2014, 93（2）: 155-161.

[43] Fisher L W. DMP1 and DSPP: evidence for duplication and convergent evolution of two SIBLING proteins. Cells Tissues Organs, 2011, 194（2-4）: 113-118.

[44] Deshpande A S, Fang P A, Zhang X, et al. Primary structure and phosphorylation of dentin matrix protein 1（DMP1）and dentin phosphophoryn（DPP）uniquely determine their role in biomineralization. Biomacromolecules, 2011, 12（8）: 2933-2945.

[45] Zhang R, Chen F M, Zhao S L, et al. Expression of dentine sialophosphoprotein in mouse nasal cartilage. Arch Oral Biol, 2012,

57（6）：607-613.

[46] de La Dure-Molla M，Philippe Fournier B，Berdal A. Isolated dentinogenesis imperfecta and dentin dysplasia：revision of the classification. Eur J Hum Genet, 2015, 23（4）：445-451.

[47] Li W X，Peng H，Yang L，et al. Familial nonsyndromic hearing loss with incomplete partition type II caused by novel DSPP gene mutations. Acta Otolaryngol, 2018, 138（8）：685-690.

[48] Vincent K，Durrant M C. A structural and functional model for human bone sialoprotein. J Mol Graph Model, 2013, 39：108-117.

[49] Kahles F，Findeisen H M，Bruemmer D. Osteopontin：A novel regulator at the cross roads of inflammation, obesity and diabetes. Molecular metabolism, 2014, 3（4）：384-393.

[50] Narayanan K，Ramachandran A，Hao J，et al. Dual functional roles of dentin matrix protein 1，Implications in biomineralization and gene transcription by activation of intracellular Ca^{2+} store. J Biol Chem, 2003, 278（19）：17500-8.

[51] Ye L，Zhang S，Ke H，et al. Periodontal breakdown in the DMP1 null mouse model of hypophosphatemic rickets. Journal of dental research, 2008, 87（7）：624-629.

[52] Feng J Q，Zhang J，Dallas S L，et al. Dentin matrix protein 1，a target molecule for Cbfa1 in bone, is a unique bone marker gene. Journal of Bone and Mineral Research, 2002, 17（10）：1822-1831.

[53] Maciejewska I，Qin D，Huang B，et al. Distinct compartmentalization of dentin matrix protein 1 fragments in mineralized tissues and cells. Cells Tissues Organs, 2009, 189（1-4）：186-191.

[54] Prasad M，Zhu Q，Sun Y，et al. Expression of dentin sialophosphoprotein in non-mineralized tissues. J Histochem Cytochem, 2011, 59（11）：1009-1021.

[55] Papagerakis P，Berdal A，Mesbah M，et al. Investigation of osteocalcin, osteonectin, and dentin sialophosphoprotein in developing human teeth. Bone, 2002, 30（2）：377-385.

[56] Suzuki S，Sreenath T，Haruyama N，et al. Dentin sialoprotein and dentin phosphoprotein have distinct roles in dentin mineralization. Matrix Biology, 2009, 28（4）：221-229.

[57] Chen S，Chen L，Jahangiri A，et al. Expression and processing of small integrin-binding ligand N-linked glycoproteins in mouse odontoblastic cells. Arch Oral Biol, 2008, 53（9）：879-889.

[58] Hao J，Ramachandran A，George A. Temporal and spatial localization of the dentin matrix proteins during dentin biomineralization. J Histochem Cytochem, 2009, 57（3）：227-237.

[59] Gibson M P，Jani P，Liu Y，et al. Failure to process dentin sialophosphoprotein into fragments leads to periodontal defects in mice. European journal of oral sciences, 2013, 121（6）：545-550.

[60] Xie X，Ma S，Li C，et al. Expression of small integrin-binding ligand N-linked glycoproteins（SIBLINGs）in the reparative dentin of rat molars. Dental Traumatology, 2014, 30（4）：285-295.

[61] Bhatia A，Albazzaz M，Espinoza Orías A A，et al. Overexpression of DMP1 accelerates mineralization and alters cortical bone biomechanical properties in vivo. J Mech Behav Biomed Mater, 2012, 5（1）：1-8.

[62] Gericke A，Qin C，Sun Y，et al. Different forms of DMP1 play distinct roles in mineralization. J Dent Res, 2010, 89（4）：355-359.

[63] Lu Y，Yuan B，Qin C，et al. The biological function of DMP1 in osteocyte maturation is mediated by its 57 - kDa C - terminal fragment. Journal of Bone and Mineral Research, 2011, 26（2）：331-340.

[64] Liu S，Zhou J，Tang W，et al. Pathogenic role of Fgf23 in DMP1-null mice. Am J Physiol Endocrinol Metab, 2008, 295（2）：E254-61.

[65] Sun Y，Lun Y，Chen L，et al. DMP1 processing is essential to dentin and jaw formation. Journal of dental research, 2011, 90（5）：619-624.

[66] Lu Y，Ye L，Yu S，et al. Rescue of odontogenesis in Dmp1-deficient mice by targeted re-expression of DMP1 reveals roles for DMP1 in early odontogenesis and dentin apposition in vivo. Developmental biology, 2007, 303（1）：191-201.

[67] Chandrasekaran S，Ramachandran A，Eapen A，et al. Stimulation of periodontal ligament stem cells by dentin matrix protein 1 activates mitogen-activated protein kinase and osteoblast differentiation. J Periodontol, 2013, 84（3）：389-395.

[68] Ravindran S，Gao Q，Ramachandran A，et al. Stress chaperone GRP-78 functions in mineralized matrix formation. J Biol Chem, 2011, 286（11）：8729-8739.

[69] Zhu Q, Gibson M P, Liu Q, et al. Proteolytic processing of dentin sialophosphoprotein（DSPP）is essential to dentinogenesis. Journal of Biological Chemistry, 2012, jbc. M112: 388587.

[70] Wan C, Yuan G, Luo D, et al. The dentin sialoprotein（DSP）domain regulates dental mesenchymal cell differentiation through a novel surface receptor. Scientific reports, 2016, 6: 29666.

[71] Simon S, Smith A J, Lumley P J, et al. Molecular characterization of young and mature odontoblasts. Bone, 2009, 45（4）: 693-703.

[72] Gibson M P, Liu Q, Zhu Q, et al. Role of the NH2 -terminal fragment of dentin sialophosphoprotein in dentinogenesis. Eur J Oral Sci, 2013, 121（2）: 76-85.

[73] Eapen A, Kulkarni R, Ravindran S, et al. Dentin phosphophoryn activates Smad protein signaling through Ca^{2+}-calmodulin-dependent protein kinase II in undifferentiated mesenchymal cells. Journal of Biological Chemistry, 2013, 288（12）: 8585-8595.

[74] Eapen A, Ramachandran A, George A. Dentin phosphoprotein（DPP）activates integrin-mediated anchorage-dependent signals in undifferentiated mesenchymal cells. Journal of Biological Chemistry, 2012, 287（8）: 5211-5224.

[75] Jadlowiec J A, Zhang X, Li J, et al. Extracellular matrix-mediated signaling by dentin phosphophoryn involves activation of the Smad pathway independent of bone morphogenetic protein. J Biol Chem, 2006, 281（9）: 5341-5347.

[76] Yasuda Y, Izumikawa M, Okamoto K, et al. Dentin phosphophoryn promotes cellular migration of human dental pulp cells. J Endod, 2008, 34（5）: 575-578.

[77] Razzouk S, Brunn J C, Qin C, et al. Osteopontin posttranslational modifications, possibly phosphorylation, are required for in vitro bone resorption but not osteoclast adhesion. Bone, 2002, 30（1）: 40-47.

[78] Valverde P, Tu Q, Chen J. BSP and RANKL induce osteoclastogenesis and bone resorption synergistically. J Bone Miner Res, 2005, 20（9）: 1669-1679.

[79] Foster B L. Deficiency in acellular cementum and periodontal attachment in bsp null mice. J Dent Res, 2013, 92（2）: 166-172.

[80] Foster B L, Soenjaya Y, Nociti FH, et al. Mineralization defects in cementum and craniofacial bone from loss of bone sialoprotein. Bone, 2015, 78: 150-164.

[81] Holm E, Aubin J E, Hunter G K, et al. Loss of bone sialoprotein leads to impaired endochondral bone development and mineralization. Bone, 2015, 71: 145-154.

[82] Waltregny D, Bellahcène A, De Leval X, et al. Increased expression of bone sialoprotein in bone metastases compared with visceral metastases in human breast and prostate cancers. J Bone Miner Res, 2000, 15（5）: 834-843.

[83] Feng J Q, Clinkenbeard E L, Yuan B, et al. Osteocyte regulation of phosphate homeostasis and bone mineralization underlies the pathophysiology of the heritable disorders of rickets and osteomalacia. Bone, 2013, 54（2）: 213-221.

[84] Chellaiah M A, Kizer N, Biswas R, et al. Osteopontin deficiency produces osteoclast dysfunction due to reduced CD44 surface expression. Molecular biology of the cell, 2003, 14（1）: 173-189.

第三章

非胶原蛋白 SIBLINGs 在牙本质发育中的作用

第一节 文 献 综 述

在牙体发育过程中，牙本质的生成（dentinogenesis）是其中一个复杂的步骤，包括干细胞分化为前体细胞，进一步分化为成牙本质细胞，成牙本质细胞分泌胶原蛋白及非胶原蛋白（non-collagenous proteins，NCPs）到细胞外基质（extracellular matrix，ECM）当中，形成前期牙本质，前期牙本质在 NCPs 的作用下，由富含钙、磷的羟基磷灰石（HA）逐渐沉积，矿化形成牙本质。在牙本质形成过程中，NCPs 具有重要的意义。目前认为这些 NCPs 可以积极地促进和控制胶原纤维的矿化以及晶体结构在前期牙本质中的生长，最终使组织矿化转变为牙本质。NCPs 在牙本质形成过程中的作用，已成为研究的热点。牙本质的生成有原发性、反应性及修复性的牙本质生成。当牙齿遭受外伤、机械性的创伤时，成牙本质细胞死亡，新的成牙本质细胞分化、分泌基质、进一步矿化形成修复性牙本质，修复性牙本质的屏障特性可以保护牙髓，并且为损伤后修复治疗提供一个更坚硬的硬组织基底。目前，修复性牙本质的形成具有重要的临床意义，但其机制尚未完全清楚。

一、牙发育阶段的形态发生

牙的发育是由外胚层上皮和其下方的神经嵴来源的间充质相互作用来调节的。哺乳动物的牙齿由高度特异性的牙组成，即切牙、尖牙、磨牙，它们来源于口腔上皮的不同区域。牙齿是由内胚层和外胚层共同形成，但在其他哺乳动物中牙齿几乎仅源于外胚层和外胚间叶。

牙齿形成的最初的形态学信号是原发性上皮带的出现，牙板为增生的上皮形成的条带，将来形成牙弓。

在最初的牙板内有基板形成，该基板在形态上以及分子调节方面都与其他外胚层器官发育时形成的基板相似。基板由增厚的上皮和下方的神经嵴源性的间充质组成，基板作为牙齿的最初的信号中心起作用。

在蕾状期，牙上皮分离为两个组织学上不同的细胞系，一种是外围的基底细胞接触基底膜，另一种是在中心定位的松散分布的细胞称为星形网状组织，来源于外胚层表面的基底部细胞层。

这两层组织将在持续生长的牙齿中形成干细胞壁龛的上皮成分。牙间充质聚集在牙蕾周围也分离为两种细胞系，一种为牙乳头将被牙上皮包围并会生成成牙本质细胞来形成牙髓和牙本质，另一种是周围的牙囊将会生成成牙骨质细胞及牙周组织。

在帽状期和钟状期牙冠的大小和形状变得明显，它们受釉结的调节。来自于釉结的信号调节生长并决定上皮折叠的位置，上皮折叠的位置直接与成熟牙齿的牙尖形态相对应。在上皮-间充质交界处的细胞分化为成釉细胞和成牙本质细胞时，牙冠的形状就固定了，成釉细胞和成牙本质细胞分别分泌形成牙釉质和牙本质的矿物质基质。

在帽状期和钟状期上皮芽的侧边开始包裹下方的牙间充质，从上皮前缘向前的这一点称为颈环。接近牙乳头处颈环的基底上皮细胞层被称为内釉上皮，面对牙乳头的部分称为外釉上皮。环的中心部分充满疏松分布的星网状细胞和紧贴内釉上皮的一层薄的中间层细胞。颈环在牙齿持续生长时一直维持着这样的结构并构成成体干细胞壁龛的上皮部分。

在非持续形成的牙齿中（包括所有人类的牙齿），在牙根发育开始时颈环活跃地进行着结构的修饰。上皮的中央核心消失，仅留下双层的基底上皮称为 Hertwig's 上皮根鞘。上皮根鞘指导牙根的发育，并形成上皮细胞的有孔的网状结构，这些上皮细胞如果覆盖牙根被称为 Malassez 上皮剩余。

二、牙齿发育的信号中心

在动态调节细胞和组织之间相互作用尤其是间充质和上皮之间的相互作用时，目前认为有一种复杂的系统贯穿整个牙的发育，也存在于牙齿干细胞壁龛调节中。牙齿的器官发生被看作是一种步进式的过程，交互的按一定顺序的推进形态发生的隔室调节和细胞分化之间的相互作用。调节这些相互作用的保守的信号通路包括 TGF-β、BMP、Wnt、FGF、Hedgehog 和 Eda 通路，在推进牙齿发育过程中这些信号通路反复地行使作用。敲除这些通路中的重要基因，常会导致牙齿形成缺陷包括牙齿发育不全。在牙发育时期，也存在许多信号通路的调节因子。这些调节因子，它们对于正确的牙齿数目的发育、精确的形状以及最理想的硬组织的形成是必需的，它们在调节控制方面起着至关重要的微调作用[1]。

牙的基板是牙齿发育的第一信号中心，它会发出广泛的信号采集，这些信号包括保守家族的所有成员来调节上皮发芽和形状，牙板基底与其他外胚层器官如毛发和腺体的基板相似。釉结是发射信号的中心，在蕾状期向帽状期转变的过程中，在上皮细胞内出现釉结。它至少表达一些不同的信号，来调节牙齿最初的形成并决定次级釉结的位置，次级釉结与将来牙尖的位置相一致。

三、牙本质的发育生成

牙本质的生成由成牙本质细胞（odontoblasts，OD）来完成，成牙本质细胞为有丝分裂后的终末分化细胞，它源于多潜能神经嵴细胞，由牙乳头和牙髓的外胚层间充质细胞分化而来。在牙本质的生成过程中，成牙本质细胞分泌非矿化的基质位于细胞体和矿化前沿之间。这种非矿化的组织即前期牙本质，在钙、磷等矿物质沉积到最初形成的 I 型胶原纤维上后，最终矿化形成牙本质。

在生理情况下，按牙本质形成时期的不同，可将其分为原发性牙本质（primary dentin，PD）和继发性牙本质（secondary dentin，SD）。PD 是指在牙齿发育期间，牙根形成完成前形成的牙本质；而 SD 是指牙根发育完成后所形成的牙本质，为正常的增龄性改变。生理性的 SD 以较慢的速度在整个生活牙髓中持续形成。生理性的继发性的牙本质的形成会随着基质在髓周沉积而造成髓室容积缓慢地减小。这种牙本质生成的量的显著减少意味着成牙本质细胞合成和分泌的活性的显著降低。成牙本质细胞活性的减弱反映在细胞的形态上。大量的形态学研究表明，成牙本质细胞的改变与活性的降低相一致，这些改变包括细胞体的缩短、与细胞的合成和分泌行为密切相关的细胞器的减少。负责 PD 生成的最初的有丝分裂后的成牙本质细胞会在整个生活牙髓中存活，除非遭受损伤。细胞在原发性牙本质生成后会进入一种休息状态，在以后的几十年有限的 SD 的形成代表了在休眠状态的成牙本质活性的基本水平。

当牙齿遭受龋、磨耗等外界刺激时，会产生第三期牙本质。局部的第三期牙本质的屏障特性可以保护牙髓，并且为损伤后修复治疗提供一个更坚硬的硬组织基底。牙齿遭受轻度损伤时，负责原发性牙本质分泌的成牙本质细胞受刺激后，在损伤下的牙本质–牙髓交界处，局限地分泌一种反应性牙本质基质。由于是最初的原发性的成牙本质细胞来分泌基质，因此会有管状的连续性和与 PD 基质相连通。当损伤较重时，损伤下的成牙本质细胞有可能死亡，下面的牙髓细胞可能分化为成牙本质细胞样细胞来分泌修复性牙本质基质，新形成的细胞分泌的基质与原有的牙本质的管状结构呈现不连续性，使牙本质的通透性降低。在这种情况下，部分成牙本质细胞死亡、部分存活时会导致反应性第三期牙本质形成，该牙本质的管状密度小于原发性牙本质，仅能部分维持原发性牙本质的通透特性。牙本质的通透特性为决定牙髓对龋、操作过程和局部损害等刺激反应的最重要的因素。扩散和毛细作用使材料的毒性物质通过牙本质基质和牙本质小管而到达牙髓，当毒性物质的浓度达到炎症界限时，作为刺激物损害牙髓。第三期牙本质因其小管结构，清晰地反映了该处牙本质的通透性。

基于外界刺激或损伤的程度不同，第三期牙本质分为反应性牙本质（reactionary dentin，ReaD）和修复性牙本质（reparative dentin，RepD）。当外界刺激较小时，由最初存在的成牙本质细胞形成 ReaD；而较强的刺激导致最初的成牙本质细胞死亡时，由新分化的成牙本质细胞形成的牙本质为 RepD。在 RepD 的形成过程中，成牙本质细胞的前体细胞，尤其是位于髓周的亚成牙本质细胞能分化为成牙本质细胞或成牙本质细胞样的细胞，能够形成修复性牙本质基质。

RepD 是一种在损伤处的组织结构的构建，它在保护牙髓的活力及维持牙髓的功能方面起着重要的作用。

四、成牙本质细胞（OD）的来源和分化

OD 来源于颅神经嵴（cranial neural crest，CNC）细胞。早期迁移的颅中脑嵴源性的细胞聚集在第一鳃弓里下颌磨牙的间充质。前脑和中脑 CNC 源性的细胞迁移到前鼻突。非 CNC 源性的细胞也存在于鳃弓内里，并存在于牙齿发育的地方。在蕾状期末，密集的牙齿间充质由 CNC 源性的细胞以及大量的非 CNC 源性的细胞组成。CNC 源性的前成牙本质细胞排列在牙乳头的边缘，邻近釉上皮的内层。因此，许多牙髓细胞都是非 CNC 源性的细胞。OD 的分化对于 PD 的牙本质生成以及 RD 的牙本质生成具有重要的作用。在牙发育时期，生长因子对于 OD 的分化过程中起着调控作用。尤其是转化生长因子 β 家族成员（transforming growth factor-beta，TGF-β family），可能直接参与 OD 及成牙本质细胞样细胞的分化。

五、细胞外基质在牙本质生成中的作用

在牙本质形成程中，EMC 作为一种底物和信号因子的贮库起着非常重要的作用[2]。作为底

物，这些细胞外基质可直接参与牙本质的形成和矿化；作为信号因子，它们可刺激和调节成牙本质细胞的分化及功能。ECM 由许多蛋白质和多糖组成，由成牙本质细胞分泌后，形成网状结构[3]。在 ECM 中，胶原蛋白（主要是 I 型胶原）占 90%左右，NCPs 占 10%，NCPs 在矿化组织的形成过程中，起着重要的生物学作用。目前认为它可以积极地促进和控制胶原纤维的矿化和 HA 晶体结构在前期牙本质中形成并生长，最终前期牙本质转变为牙本质。因此，近年来评价体内牙本质生成的情况，常检测修复性牙本质形成过程中 ECM 的表达，包括各种胶原蛋白和 NCPs。

（一）SIBLING 蛋白质家族

小整合素结合配体 N 端联结糖蛋白（small integrin-binding lIgand, N-linked glycoprotein, SIBLING）家族是一类 NCPs，这类分子家族主要存在于牙和（或）骨等矿化组织中。它包括牙本质基质蛋白 1(dentin matrix protein 1, DMP1)、牙本质涎磷蛋白（dentin sialophosphoprotein, DSPP)、骨涎蛋白（bone sialoprotein, BSP）、骨桥蛋白（osteopontin, OPN）和基质细胞外磷酸糖蛋白（matrix extracellular phosphoglycoprotein, MEPE）。SIBLING 蛋白质家族拥有共同的特性[4]。

（1）都呈现或富含相对大量的唾液酸、磷酸盐和精氨酸–甘氨酸–天冬氨酸（RGD）细胞黏附序列。

（2）SIBLING 家族蛋白质主要是在骨和牙本质中发现的，它们在这些组织的形成和矿化过程中分泌到 ECM 中。BSP、OPN、DMP1 和 DSPP 在骨和牙本质中的定性表达是相似的，在这两种组织中的定量表达有差异。

（3）它们的基因结构相似，最后一个或两个的外显子最大并且包含 RGD（Arg-Gly-Asp）三肽。

（4）它们的基因都定位在人染色体 4q21-23 处。

（5）在翻译后修饰作用（post-translational modifications, PTMs）上有相似性，例如磷酸化和糖基化。

许多研究表明 BSP，OPN，DMP1 和 DSPP 在牙本质、骨和牙骨质的形成和矿化过程中起着重要的作用[4-7]。

1. 牙本质基质蛋白 1（DMP1）　DMP1 是一种酸性糖蛋白，它在牙本质、骨和牙骨质中表达的水平相对高一些，在一些非矿化的组织中表达的水平较低。通过小鼠的基因敲除实验以及人的基因研究，已经证实了 DMP1 在骨的生成和牙本质的生成中的重要性。

在骨和牙本质的 ECM 中，DMP1 主要发生蛋白水解过程，裂解为两个部分，DMP1 氨基酸序列氨基末端（N 末端）的 37 kDa 和 DMP1 氨基酸序列（C 末端）的 57kDa。DMP1 的蛋白水解过程发生在 4 个天冬氨酸残基（aspartyl, Asp）的 N 末端部分。DMP1 的 N 末端和 C 末端在牙本质内的分布不同。DMP1 的 N 末端在未矿化的前期牙本质内，而 DMP1 的 C 末端片段主要定位在矿化的牙本质。Qin 等认为全长形式的 DMP1 通过裂解处理为 N 末端和 C 末端 2 个片段，这一过程是一种活化作用，该作用对健康骨和牙的形成至关重要。

最初表明 DMP1 参与生物矿化的证据来自于转染实验。MC3T3-E1 细胞过表达 DMP1 证明了加快了分化以及促进矿化的起始[8]。后来 Feng 等人报道，在最初大鼠颅骨细胞的培养中，DMP1 的表达与骨结节的形成和矿化密切相关[9]。He[10]等报道，在 DMP1 内的特殊的酸性丛可以提供分子设计，这对于控制定向的钙磷灰石晶体的形成是必需的，而且酸性丛自行组装到

DMP1 的 β 折叠模板内，对于它在生物矿化诱导中的作用是必需的。

Tartaix[11]和他的同事发现来源于原核生物的 DMP1 的非磷酸化形式起着 HA 成核剂的作用，然而磷酸化形式对 HA 的形成和生长没有明显的作用。

研究表明，来源于真核生物的 DMP1 的作用更加复杂：由人骨髓基质干细胞制造的全长 DMP1 是一种有效的矿化抑制剂，然而从大鼠骨中分离的 DMP1C 末端片段是 HA 的成核剂。另外，Gajjeraman 等[12]发现全长的重组 DMP1 和从大鼠骨中分离的天然 DMP1 的 C 末端片段都能够在 I 型胶原纤维参与下加速 HA 的成核作用，而 DMP1 的氨基端部分抑制 HA 的成核作用。

较早的体外研究表明，DMP1 通过 RGD 序列以一种细胞和组织特异性的形式促进细胞黏附，提示该蛋白与特异性的细胞和激活信号通路之间有可能相互作用。这种推测被后来的研究进一步验证，被加到暴露的牙髓组织上的外源性 DMP1 担当着形态发生引发剂和（或）促进未分化的成牙本质细胞向成牙本质细胞家系分化的作用[13]。而且，DMP1 最初定位于未分化成骨细胞的核间隔，意味着 DMP1 可能担当成骨细胞和成牙本质细胞特异性基因（如骨钙素）活化作用的转录成分。

总之，一些体外研究表明 DMP1（多半是它的 C 末端部分）担当着 HA 成核剂的作用，并且也能控制细胞的分化通过靶向细胞核和（或）与细胞表面整合素及 CD44 受体相互作用。

2. 牙本质涎磷蛋白（DSPP） DSPP 最初被认为是牙本质特异性的，后来在骨、牙骨质和一些非矿化组织中也发现该蛋白，但是其表达水平要明显低于牙本质中的表达水平。

在骨和牙本质中的 DSPP 以蛋白水解片段的形式存在，即 DSP 片段和 DPP 片段，它们分别源于 DSPP 氨基酸序列的 N 末端和 C 末端部分。DSPP 的主要裂解部位也在天冬氨酸残基的 N 末端部分，同 DMP1 的加工一样。DSPP 在人体的突变研究和在小鼠内的基因突变实验，已经证实了 DSPP 和它的裂解片段对牙本质的矿化[14]以及骨的矿化[15]起着关键的作用。

DSPP 基因突变可以引起人牙本质形成缺陷（dentinogenesis imperfecta，DGI）。DSPP 基因敲除小鼠的前期牙本质矿化较差，前期牙本质增宽，其表现型与人类 DGI 的临床表现相似。这些结果表明 DSPP 对牙本质的矿化很重要。

DPP 和 DSP 具有不同的特征，在生物矿化中的作用也各不相同。

（1）DPP 含有大量的 Asp 和 Pse 使其成为聚阴离子蛋白质，与钙离子具有相对较高的亲和力。DPP 是 HA 晶体形成和生长的重要的启动因子和调节剂[16]。它与 I 型胶原纤维也有很强的亲和力。

DPP 由成熟的成牙本质细胞合成和分泌后被输送到矿化的前沿。在矿化前沿处，它与胶原纤维结合并且促进最初的 HA 晶体的形成。随着矿化过程的进行以及前期牙本质转化为牙本质，这些矿化的晶体以一种定向的模式生长。DPP 和其他蛋白质结合到生长的 HA 表面并且抑制或减慢晶体的生长，从而影响磷灰石晶体的大小和形状。但是 DPP 在牙本质生成中的这些作用尚未明确，还有待于进一步的研究。

DPP 在调解信号通路中的可能作用：Saito 等[17]认为 DPP 在 BMP2 信号传导中作为一种共激活剂。另一篇报道发现，DPP 可以激活 Smad 通路，引起 Smad1 磷酸化作用的增加，然后易位到细胞核，导致 Smad1 靶基因、Smad6、Dlx5 和 Runx2 的上调[18]。

（2）DSP 是一种含 29.6%碳水化合物的糖蛋白，包括 9%的唾液酸。在牙本质的 NCPs 中，占 5%～8%。DSP 的功能目前还未确定，尚未见它对体外矿化有明显的作用，也未见能够促进细胞的黏附。一项体内的研究表明[14]，DSP 可能参与牙本质矿化的启动但不参与该组织的成熟。

最近，DSP 的一个 PG 形式（HMW-DSP）已经被分离和鉴定[19]，在猪和大鼠的细胞外基质当中，PG 形式的含量要比核心蛋白 DSP 的含量丰富。然而，有关 DSP 的 PG 形式的生物学作用的资料报道尚缺乏。有可能 PG 形式是 DSPP 氨基末端片段的功能性种类，而核心蛋白 DSP 可能是 PG 形式在退化过程中的中间产物。

3. 骨涎蛋白（BSP） BSP 主要在骨、牙骨质和第三期牙本质中发现，它在矿化组织中的生物学功能是复杂的。研究表明 BSP 作为成核剂，在最初的 HA 晶体的形成以及后来起成核的作用，随后矿物质在胶原基质上生长，BSP 在指导晶体形成时起抑制作用[4]。BSP 基因敲除鼠表现为较小的表型改变，他们要比与它们相对应的野生型小鼠小一点[20]。

4. 骨桥蛋白（OPN） OPN 在矿化组织和非矿化组织中含量都很丰富。在矿化组织中，OPN 主要存在于骨、牙骨质、前期牙本质和第三期牙本质。体外和体内的研究已经表明 OPN 是一种有效的 HA 形成和生长的抑制剂[21]。

5. 基质细胞外磷酸糖蛋白（MEPE） MEPE 在成骨细胞和成牙本质细胞中都有表达，具有抑制骨形成和矿化的作用。目前认为，MEPE 参与低磷酸盐血症性佝偻病的病理过程·MEPE 通过它的 ASARM（aspartic acid and serine-rich motif）基序与 PHEX（phosphate-regulating gene with homologies to endopeptidases on the X-chromosome）蛋白相互作用，从而抑制 MEPE 的降解[22]。在 X-linked familial hypophosphatemic rickets（XLH）患者的 PHEX 功能性缺失会导致抗蛋白酶多肽的累积，从而引起骨和牙细胞外基质的矿化缺陷[22]。Six 等[23]用来源于 MEPE 的合成肽 Dentonin 作用于大鼠磨牙的牙髓，发现 Dentonin 在修复性牙本质形成的最初阶段有促进其形成的作用。

（二）其他非胶原蛋白在牙本质生成过程中的作用

在牙本质中还有其他含量较少的 NCPs，包括核心蛋白聚糖（decorin）、双糖链蛋白聚糖（biglycan）、骨粘连蛋白、骨钙蛋白等，这些成分也参与牙本质的形成及矿化。

其中，核心蛋白聚糖和双糖链蛋白聚糖是牙本质中的蛋白多糖，核心蛋白聚糖与胶原纤维关系密切，双糖链蛋白聚糖含有两个糖胺聚糖侧链，它们在控制矿化和胶原纤维合成中可能起作用[24]。

骨粘连蛋白，是一种含磷的糖蛋白，最初认为由人的成骨细胞合成。在人的牙齿中也检测到骨连接素。但在骨组织中，它的含量要比其他任何组织中都高 1000 多倍。骨连接素与钙和 HA 具有很强的结合能力，有可能将他们与胶原相连接。

牙本质中的生长因子有转化生长因子（TGF-β）、成纤维细胞生长因子和胰岛素样生长因子等。这些生长因子可能在诱导新的成牙本质细胞增殖和分化、创伤修复中起重要作用。

（三）胶原蛋白在牙本质发育生成过程中的作用

牙本质中的胶原蛋白主要为 I 型胶原，还有少量的 V 型和 VI 型胶原。在牙髓和前期牙本质中可见 I 型胶原。在矿化组织中，除了牙釉质，I 型胶原是含量最丰富的蛋白。大量研究认为胶原纤维通过它的长轴在矿化进行中起指导作用。它为磷灰石矿物晶体的沉积提供三维支架结构。

D'Souza[25]和陈智[26]等证实了 I 型胶原参与牙髓修复及修复性牙本质的形成。在牙齿发育时期，I 型胶原是分化的成牙本质细胞的主要的基因产物，而 III 型胶原主要表达在牙髓乳头的间充质细胞中。在形成修复性牙本质的细胞中有 I 型胶原 mRNA 的高表达[25]。

六、总　结

综上所述，胶原蛋白和 NCPs 构成牙本质的主要有机物，它们在牙本质发育生成中都具有重要的作用。修复性牙本质的形成需要成牙本质细胞的分化，以及成牙本质细胞分泌胶原蛋白、牙本质特异性蛋白、矿化组织特异性蛋白和其他一些生长因子及金属蛋白酶等。对于矿化组织蛋白 SIBLING 家族在修复性牙本质形成过程中的分子机制尚缺乏系统的报道。

第二节　实验过程与方法

牙齿发育过程中，牙髓组织作为牙髓牙本质复合体的一部分，具有形成牙本质样基质（第三期牙本质）的能力。活髓保存治疗的目的就是保存牙髓的活力及功能。在牙齿受到损伤时，牙髓牙本质复合体生成第三期牙本质即反应性和修复性牙本质，来保护牙髓。其中，修复性牙本质的形成要经历一系列的成牙本质细胞的分化、增殖、分泌基质并进一步矿化的过程，它的形成对于保存活髓治疗具有重要的临床意义。胶原蛋白和 NCPs 构成原发性牙本质的主要有机物，其中 SIBLING 蛋白家族参与牙本质的矿化。但 SIBLING 蛋白质在修复性牙本质形成的中的作用机制尚缺乏系统的报道。

已经有相关的研究认为 SIBLING 蛋白质参与牙本质的生成过程：其中，认为 DMP1（主要是它的 C 末端部分）具有 HA 成核剂的作用，并且能控制细胞的分化；DSP 可能参与牙本质矿化的启动；BSP 在 HA 的形成及成核过程中起调节作用；OPN 是一种有效的 HA 形成和生长的抑制剂。

但是目前关于 SIBLING 蛋白质在修复性牙本质中表达的报道较少。Fransson[27]观察到在盖髓后形成的硬组织（未形成完整的修复性牙本质桥）中，有 DSP 的表达。Kuratate 等[28]发现用 MTA 盖髓后，OPN 表达在牙本质桥的表面。本课题通过盖髓建立修复性牙本质形成的模型，从蛋白水平及相应的 mRNA 水平系统地分析了这些蛋白在修复性牙本质中表达情况，并与原发性和反应性牙本质中表达情况相比较，旨在讨论 SIBLING 蛋白在修复性牙本质中的作用。

一、实　验　材　料

（一）研究对象

15 只 6 周龄雄性 Wistar 大鼠，体重 80～100 克，随机分为三组，即盖髓后一周组、盖髓后二周组及盖髓后四周组，每组各 5 只，每只大鼠取 2 个上颌第一磨牙，每组各 10 个上颌第一磨牙。在相同条件下饲养。所有的操作程序在水合氯醛（350 mg/kg）腹膜内麻醉下完成，所有大鼠均由哈尔滨医科大学附属第二医院实验动物中心提供。

（二）特异性抗体

共 4 种抗体用于特异性检测，包括抗 DMP1 单克隆抗体（anti-DMP1-C-8G 10.3），稀释比例 1∶200；抗 DSP 单克隆抗体（anti-DSP-2C12.3），稀释比例 1∶500；抗 BSP 单克隆抗体（anti-BSP-10D9.2），稀释比例 1∶600；抗 OPN 单克隆抗体（Santa Cruz, CA），稀释比例 1∶300。许多研究已经表明前 3 种抗体对于要检测的目标抗体是高度特异性的：DMP1[29]、DSP[30]和 BSP[29, 31]。

（三）探针

1. DMP1 原位杂交检测试剂盒　产品编号：MK3570-r

DMP1 寡核苷酸探针，经地高辛标记。由于采用多相寡核苷酸探针和高敏感标记技术，并配合使用敏感性加强型的原位检测方法，具有敏感性特别高，背景清晰，结果准确可靠的优点。可以检测出常规福尔马林固定，石蜡包埋标本的 DMP1 之 mRNA 序列。

针对大鼠 DMP1 靶基因的 mRNA 序列为：

（1）5'-AAGGA　CCACC　ACAGT　GATGA　GGCAG　ACAGC　CGGCC-3'；

（2）5'-GACAA　CCACC　CCAAA　AACAT　TGAAG　CTGAC　AATAG-3'；

（3）5'-TACCA　CAACA　AACCT　ATTGG　GGACC　AAGAT　GACAA-3'；

试剂盒内容：胃蛋白酶（×10；Pepsin）2ml；预杂交液　2ml；DMP1 寡核苷酸探针杂交液　2ml；封闭液　5ml；生物素化鼠抗地高辛　5ml；SABC-POD　5ml；生物素化过氧化物酶 5ml。

自备试剂：原位杂交专用盖玻片；POLY-L-LYSINE；DEPC；20%甘油；缓冲液（3%柠檬酸，2×SSC，0.5×SSC，0.2×SSC，原位杂交用 PBS）

2. DSPP 原位杂交检测试剂盒　产品编号：MK3571-r

该试剂盒采用针对 DSPP 的寡核苷酸探针，经地高辛标记。由于采用多相寡核苷酸探针和高敏感标记技术，并配合使用敏感性加强型的原位检测方法，具有敏感性特别高，背景清晰，结果准确可靠的优点。可以检测出常规福尔马林固定，石蜡包埋标本的 DSPP 之 mRNA 序列。针对大鼠 DSPP 靶基因的 mRNA 序列为：

（1）5'-GTACACTCTA ATGGG GGTTA CGAAA GAGAC AGGAA-3'；

（2）5'-AACAATGACA ACAGA GGTCA GGGTT CAGTT AGTAC-3'；

（3）5'-AAGTCAGACA CCCAT AACAA CATGG GACAC AGCAG-3'；

适用种属：大鼠组织。

试剂盒中内容：胃蛋白酶（×10；Pepsin）2ml；预杂交液 2ml；DSPP 寡核苷酸探针杂交液 2ml；封闭液 5ml；生物素化鼠抗地高辛 5ml；SABC-POD 5ml；生物素化过氧化物酶 5ml。

3. IBSP 原位杂交检测试剂盒　产品编号：MK3643

IBSP 寡核苷酸探针，经地高辛标记。由于采用多相寡核苷酸探针和高敏感标记技术，并配合使用敏感性加强型的原位检测方法，具有敏感性特别高，背景清晰，结果准确可靠的优点。可以检测出常规福尔马林固定，石蜡包埋标本的 IBSP 之 mRNA 序列。针对大鼠 IBSP 靶基因的 mRNA 序列为：

（1）5'-TTTAA　GTACC　GGCCA　CGCTA　CTTTC　TTTAT　AAGCA-3'；

（2）5'-TAGGA　ACAAA　TAGGC　AAGGA　GTACA　ACACT　GCGTA-3'；

（3）5'-GACAC　TTACC　GAGCT　TATGA　GGACG　AATAC　AGCTA-3'；

试剂盒内容：胃蛋白酶（×10；Pepsin）2ml；预杂交液　2ml；DMP1 寡核苷酸探针杂交液　2ml；封闭液　5ml；生物素化鼠抗地高辛　5ml；SABC-POD　5ml；生物素化过氧化物酶 5ml。

4. OPN 原位杂交检测试剂盒　产品编号：MK2192

Osteopontin 寡核苷酸探针，经地高辛标记。由于采用多相寡核苷酸探针和高敏感标记技术，并配合使用敏感性加强型的原位检测方法，具有敏感性特别高，背景清晰，结果准确可靠的优点。可以检测出常规福尔马林固定, 石蜡包埋标本的 Osteopontin 之 mRNA 序列。针对大鼠 Osteopontin 靶基因的 mRNA 序列为:

（1）5'-GACCC ATCTC AGAAG CAGAA TCTCT TAGCC CCACA-3';

（2）5'-TCTGA CGAGA CTCAC CATTC CGATG AATCT GATGA-3';

试剂盒内容: 胃蛋白酶（×10; Pepsin）2ml; 预杂交液 2ml; DMP1 寡核苷酸探针杂交液 2ml; 封闭液 5ml; 生物素化鼠抗地高辛 5ml; SABC-POD 5ml; 生物素化过氧化物酶 5ml。

（四）其他试剂

多聚甲醛、乙二胺四乙酸二钠、防脱多聚赖氨酸载玻片、PV-6002 免疫组化检测试剂盒 DAB（3, 3'-diaminobenzidine tetrahydrochloride）显色试剂盒、Dycal（化学固化型氢氧化钙复合物）、玻璃离子水门汀、磷酸二氢钠、磷酸氢二钠、氯化钠、氢氧化钠、透明质酸酶、牛血清、山羊血清、DEPC、原位杂交盖玻片、柠檬酸三钠

（五）主要仪器、设备

本实验所使用的主要仪器、设备见表 3-1。

表 3-1 主要仪器和设备

器材名称	型号
电子天平	JA2003
电热恒温水温箱	DK-8D
超纯水制备设备	Milli-Q Advantage A10
涡旋振荡器	SZ-1
全自动蒸汽灭菌器	MLS-3750/3780
单通道微量移液器	1000/200/100/10/2.5
LEICA 切片机	Modell SM 2000R
生物组织摊烤片机	YT-6C
光学显微镜	DM2500
显微镜照相系统	ECLIPSE 80i
电热鼓风干燥箱	CDGX-9143B-1

二、实验方法

（一）修复性牙本质模型的建立

采用局部麻醉, 在大鼠腹膜内注射 8% 的水合氯醛（350mg/kg）。使大鼠仰卧固定于操作台, 暴露上颌磨牙。窝洞制备之前, 用小刷子蘸取 5.25% 的 NaClO 机械性地清洁牙齿, 再用 0.2% 氯己定消毒。借助于放大镜, 放大 4.5 倍。在上颌左右第一磨牙的近中面备洞, 备洞方向朝向近中髓角处。使用微型马达手机和 1/4 #钨钢球钻, 钻速 3000 转/分钟, 备洞时持续喷水冷却, 直至露髓。每钻一个牙更换一个消毒球钻。牙髓暴露的大小为 0.5～1mm。露髓处用无菌生理盐水冲洗, 并用无菌小棉球止血, 可轻压控制出血, 最后吹干窝洞。使用无菌调刀及调和板, 调拌氢氧化钙盖髓剂, 使用无菌输送器置入洞内, 玻璃离子水门汀（GC Fuji IX GC Corporation, Jiangsu, China）充填窝洞。盖髓操作过程依据试剂使用说明书及相关文献[32]。在盖髓操作后的 1、2 及 4 周后取材, 观察露髓处修复性牙本质的形成。

（二）取材及石蜡切片的制备

在盖髓治疗后的 1、2 及 4 周分别取材, 用 10% 的水合氯醛（350mg/kg）进行腹膜内麻醉, 使用灌流泵经心灌流固定: 由大鼠左心室处灌注 37℃ 的温生理盐水, 剪开右心耳, 使血液排出。当流出的液体清亮不含血液时, 换 4% 多聚甲醛固定液进行灌注固定, 固定完成后取左右上颌第一磨牙, 立即将标本置于 4% 多聚甲醛溶液, 在 4℃ 下进行外固定 48 小时。固定后流水冲洗 30 分钟, 8%EDTA 脱钙 4 周。每 3 天更换 EDTA 脱钙液, 直至脱钙完全, 拍 X-ray 确定标本脱钙完全。将脱钙后的组织进行流水冲洗 24 小时, 修整标本呈 2～3mm 厚, 依次经 50%～100%

梯度乙醇和正丁醇脱水后，正丁醇、二甲苯脱水透明，经含松香的石蜡浸蜡、包埋。沿牙体近远中长轴方向切片，以保证包含充填窝洞及其下方修复性牙本质，连续 4μm 石蜡切片，每隔 5 张切片经 hematoxylin and eosin（HE）染色以确定是否到达盖髓处形成的修复性牙本质的形成。捞取所需的切片，经 50～60℃烤箱 2 小时，用于 HE 染色、免疫组化及原位杂交检测。

（三）主要试剂的配制

0.2mol/L 磷酸盐缓冲液（PBS）：Na$_2$HPO$_4$·12H$_2$O 58g，NaH$_2$PO$_4$·2H$_2$O 5.93 g，加超纯水定容至 1000ml，加热融化。

0.01mol/L 磷酸盐缓冲液：80g 氯化钠，加入 0.2mol/L PB 500ml，加超纯水定容至 10000ml。

原位杂交用磷酸盐缓冲液：氯化钠 30g，Na$_2$HPO$_4$·12H$_2$O 6g，NaH$_2$PO$_4$·2H$_2$O 0.4g，加 DEPC 水定容至 1000ml，pH7.2～7.6。

4%多聚甲醛：0.1mol/L 的 PBS 中加 4g 多聚甲醛，定容至 100ml，pH7.4。

1%多聚甲醛：0.1mol/L 的 PBS 中加 4g 多聚甲醛，定容至 100ml，pH7.4。

3%柠檬酸：柠檬酸 3g，加 DEPC 水定容至 100ml，pH2.0。

2×SSC：氯化钠 17.6g，柠檬酸三钠（C$_6$H$_5$O$_7$Na·2H$_2$O）8.8g，加 DEPC 水定容至 1000ml。

0.5×SSC：300mlDEPC 水中加 100ml 2×SSC。

0.2×SSC：270mlDEPC 水中加 30ml 2×SSC。

20%甘油：20ml 甘油，加入 80ml 蒸馏水。

10×TBE（原液）：242.3g Tris Base，加入 111.3 硼酸，400ml 0.5mol/L EDTA 二钠盐（pH8.0），加超纯水至 2 升，充分混匀。

1×TBE（工作液）：在容器中加入 100ml 的 10×TBE，用超纯水定容至 1 升，充分混匀。

透明质酸酶：20mg 透明质酸酶，加入 20ml 0.01mol/L PBS 中，–20℃保存。

1%盐酸酒精：盐酸 1ml，加入 75%乙醇至 100ml。

抗体稀释液：0.1g BSA，加入 10ml 0.01MPBS。

（四）DMP1 在修复性牙本质中的免疫组织化学和原位杂交测定

免疫组化检测分析盖髓操作后修复性牙本质中 SIBLING 蛋白的表达。免疫组化操作程序依据相关研究。

脱蜡：二甲苯Ⅰ、二甲苯Ⅱ、二甲苯Ⅲ，各 10 分钟。

水化：100%乙醇、100%乙醇、100%乙醇、90%乙醇、80%乙醇，各 5min。

0.01mol/L PBS 洗 2 次各 5min。

过氧化酶阻断溶液 0.3% H$_2$O$_2$ 溶液，室温封闭 10min，以阻断内源性过氧化物酶的活性蒸馏水洗 3 次。

抗原修复：透明质酸酶 37℃消化 1 小时。

0.01mol/L PBS 洗 3 次，每次 5min。

湿盒内滴加封闭液（4%的牛血清白蛋白和 10%的正常山羊血清），4℃下封闭 24h，来阻断非特异性的结合，封闭后吸去多余液体，不洗。

滴加一抗，每张切片加 50μl，找好浓度，37℃孵育 1h。一抗用抗体稀释液稀释，稀释后要混匀。

0.01mol/L PBS 洗 3 次每次 2min。

滴加酶标二抗，每张切片加 1 滴或 50μl，室温下 20min。

0.01mol/L PBS 洗 3 次每次 2min。

DAB：DAB 显色试剂盒或者自配显色剂显色。每张切片加 2 滴或 100μl 新鲜配制的 DAB，显微镜下观察 3～10min，阳性显色为棕色或红色。发现阳性结果，立即放入蒸馏水的盒中，终止反应。

复染：自来水冲洗，放入苏木素内 1～5s，稍变蓝即可，流水冲 5～10min。1% HCl 分化，0.1%氨水或 PBS 冲洗返蓝。

切片经过梯度酒精脱水，二甲苯透明，中性树胶封片

脱水：85%乙醇、95%乙醇、100%乙醇、100%乙醇，各 3～5min。

透明：二甲苯Ⅰ、二甲苯Ⅱ各 5min。

中性树胶片。

原位杂交方法检测 DMP1 mRNA 在成牙本质细胞中的表达：

石蜡切片经常规脱蜡至水。3% H₂O₂室温 5～10min 以灭活内源性酶。DEPC 水洗 3 次，3min/次。

暴露 mRNA 核酸片段：切片上滴加 3%柠檬酸新鲜稀释的胃蛋白酶，37℃或室温消化 20min。原位杂交用 PBS 洗 3 次，5min/次。DEPC 水洗 1 次。

后固定：酶消化后，1%多聚甲醛/0.1mol/L PBS（pH7.2～7.6），含有 1‰DEPC。室温固定 10min。DEPC 水洗 3 次。

预杂交：按每张切片 20μl 预杂交液。恒温箱（38～42℃）2h。吸取多余液体，不洗。

杂交：按每张切片 20μl 杂交液，加在切片上。将原位杂交专用盖玻片的保护膜揭开后，盖在切片上。恒温箱（38～42℃）杂交过夜。

杂交后洗涤：揭掉盖玻片，37℃左右水温的 2×SSC 洗涤 2 次，5min/次；37℃的 0.5×SSC 洗涤 1 次，15min/次；37℃的 0.2×SSC 洗涤 1 次，15min/次。

滴加封闭液，37℃30min。

滴加生物素化鼠抗地高辛：室温 60min。原位杂交用 PBS 洗 4 次，5min/次。

DAB 显色。苏木素复染，充分水洗。

酒精脱水，二甲苯透明，封片。

（五）DSP 在修复性牙本质中的免疫组织化学和原位杂交测定

免疫组化检测分析盖髓操作后修复性牙本质中 DSP 蛋白的表达。免疫组化操作程序依据相关研究。

石蜡切片脱蜡至水，二甲苯Ⅰ、二甲苯Ⅱ、二甲苯Ⅲ、100%乙醇、95%乙醇、90%乙醇、85%乙醇、80%乙醇，各 10min。

蒸馏水洗 2 次，各 3min。

3% H₂O₂室温 10min，阻断内源性过氧化物酶。PBS 浸洗 3 次，5min/次。

透明质酸酶 37℃消化，1 小时。PBS 浸洗 3 次，5min/次。

封闭，4℃过夜。

甩去多余的封闭液，加 DSP，室温下 1h。PBS 浸洗 3 次，5min/次。

加二抗，室温下 20min。PBS 浸洗 3 次，5min/次。

配 DAB，加 DAB 染色，镜下阅片，染色完成后立即蒸馏水洗以终止染色。流水冲洗，苏木素复染，脱水：80%乙醇、85%乙醇、90%乙醇、95%乙醇、100%乙醇各 5min，透明：二甲

苯Ⅰ、二甲苯Ⅱ，各 5min。树胶封片。

原位杂交方法检测 DSP mRNA 在成牙本质细胞中的表达：

石蜡切片经常规脱蜡至水。3% H_2O_2 室温 5～10min 以灭活内源性酶。DEPC 水洗 3 次。

暴露 mRNA 核酸片段：切片上滴加 3% 柠檬酸新鲜稀释的胃蛋白酶，37℃ 消化 30min。原位杂交用 PBS 洗 3 次×5min。DEPC 水洗 1 次。

后固定：酶消化后，1% 多聚甲醛/0.1mol/L PBS（pH7.2～7.6），含有 1‰DEPC。室温固定 10min。DEPC 水洗 3 次。

预杂交：按每张切片 20μl 预杂交液。恒温箱（38～42℃）2h。吸取多余液体，不洗。

杂交：按每张切片 20μl 杂交液，加在切片上。将原位杂交专用盖玻片的保护膜揭开后，盖在切片上。恒温箱（38～42℃）杂交过夜。

杂交后洗涤：揭掉盖玻片，37℃ 左右水温的 2×SSC 洗涤 2 次，5min/次；37℃ 的 0.5×SSC 洗涤 1 次，15min/次；37℃ 的 0.2×SSC 洗涤 1 次，15min/次。

滴加封闭液，37℃ 下 30min。

滴加生物素化鼠抗地高辛：室温 60min。原位杂交用 PBS 洗 4 次，5min/次。

DAB 显色。苏木素复染，充分水洗。

酒精脱水，二甲苯透明，封片。

（六）BSP 在修复性牙本质中的免疫组织化学和原位杂交测定

免疫组化检测分析盖髓操作后修复性牙本质中 BSP 蛋白的表达。

石蜡切片脱蜡至水，二甲苯Ⅰ、二甲苯Ⅱ、二甲苯Ⅲ、100% 乙醇、95% 乙醇、90% 乙醇、85% 乙醇、80% 乙醇，各 10 分钟。蒸馏水洗 5min×3 次。

0.3% H_2O_2 室温孵育 5～10min，阻断内源性过氧化物酶，0.01mol/LPBS 浸洗 5min。

透明质酸酶溶液（1.0mg/mL^{-1}）在 37℃ 下消化 1h，来暴露靶蛋白的抗原决定簇，0.01mol/LPBS 浸洗 5min。

封闭液（2% 牛血清白蛋白和 10% 正常山羊血清），在 4℃ 下封闭 20h 来阻断非特异性结合；倾去，不洗。

滴加一抗（空白对照切片滴加小鼠 IgG 替代一抗），0.01mol/L PBS 浸洗 5min。

兔抗小鼠 IgG 二抗工作液室温孵育 20min，0.01mol/L PBS 洗 3min×3 次。

辣根酶标记链霉卵白素工作液室温孵育 15min，0.01mol/L PBS 洗 3min×3 次。

DAB 显色，显微镜下控制显色时间，苏木素复染，二甲苯透明，中性树胶封片，显微镜下观察。

原位杂交方法检测 BSP mRNA 在成牙本质细胞中的表达：

石蜡切片经常规脱蜡至水。3% H_2O_2 室温 5～10min 以灭活内源性酶。DEPC 水洗 3 次，3min/次。

暴露 mRNA 核酸片段：切片上滴加 3% 柠檬酸新鲜稀释的胃蛋白酶，37℃ 或室温消化 20min。原位杂交用 PBS 洗 3 次，5min/次。DEPC 水洗 1 次。

后固定：酶消化后，1% 多聚甲醛/0.1mol/L PBS（pH7.2～7.6），含有 1‰DEPC。室温固定 10min。DEPC 水洗 3 次。

预杂交：按每张切片 20μl 预杂交液。恒温箱（38～42℃）2h。吸取多余液体，不洗。

杂交：按每张切片 20μl 杂交液，加在切片上。将原位杂交专用盖玻片的保护膜揭开后，盖在切片上。恒温箱（38～42℃）杂交过夜。

杂交后洗涤：揭掉盖玻片，37℃左右水温的 2×SSC 洗涤 2 次，5min/次；37℃的 0.5×SSC 洗涤 1 次，15min/次；37℃的 0.2×SSC 洗涤 1 次，15min/次。

滴加封闭液，37℃30min。

滴加生物素化鼠抗地高辛：室温 60min。原位杂交用 PBS 洗 4 次，5min/次。

DAB 显色。苏木素复染，充分水洗。

酒精脱水，二甲苯透明，封片。

（七）OPN 在修复性牙本质中的免疫组织化学和原位杂交测定

免疫组化检测分析盖髓操作后修复性牙本质中 OPN 蛋白的表达。

脱蜡：二甲苯Ⅰ、二甲苯Ⅱ、二甲苯Ⅲ，各 10min。

水化：100%乙醇、100%乙醇、100%乙醇、90%乙醇、80%乙醇，各 5min。

0.01mol/L PBS 洗 2 次各 5min。

过氧化酶阻断溶液 0.3% H_2O_2 溶液，室温封闭 10min，以阻断内源性过氧化物酶的活性，蒸馏水洗 3 次。

抗原修复：透明质酸酶 37℃消化，1 小时。

0.01mol/L PBS 洗 3 次，每次 5min。

湿盒内滴加封闭液（4%的牛血清白蛋白和 10%的正常山羊血清），4℃下封闭 24h，来阻断非特异性的结合，封闭后吸去多余液体，不洗。

滴加 OPN 抗体，每张切片加 50μl，找好浓度，37℃孵育 1h。一抗用抗体稀释液稀释，稀释后要混匀。

0.01mol/L PBS 洗 3 次每次 2min。

滴加酶标二抗，每张切片加 1 滴或 50μl，室温下 20min。

0.01mol/L PBS 洗 3 次每次 2min。

DAB：DAB 显色试剂盒。每张切片加 100μl 新鲜配制的 DAB，显微镜下观察 3～10 分钟，阳性显色为棕色或红色。发现阳性结果，立即放入蒸馏水的盒中，终止反应。

复染：自来水冲洗，放入苏木素内 1～5s，稍变蓝即可，流水冲 5～10min。0.1% HCl 分化，0.1%氨水或 PBS 冲洗返蓝。

切片经过梯度酒精脱水，二甲苯透明，中性树胶封片。

脱水：85%乙醇、95%乙醇、100%乙醇、100%乙醇，各 3～5min。

透明：二甲苯Ⅰ、二甲苯Ⅱ、二甲苯Ⅲ、二甲苯Ⅳ，各 5 分钟。中性树脂封片。

原位杂交方法检测 OPN mRNA 在成牙本质细胞中的表达：

石蜡切片经常规脱蜡至水。3% H_2O_2 室温 5～10min 以灭活内源性酶。DEPC 水洗 3 次，3min/次。

暴露 mRNA 核酸片段：切片上滴加 3%柠檬酸新鲜稀释的胃蛋白酶，37℃或室温消化 20min。原位杂交用 PBS 洗 3 次，5min/次。DEPC 水洗 1 次。

后固定：酶消化后，1%多聚甲醛/0.1mol/L PBS（pH7.2～7.6），含有 1‰DEPC。室温固定 10min。DEPC 水洗 3 次。

预杂交：按每张切片 20μl 预杂交液。恒温箱（38～42℃）2h。吸取多余液体，不洗。

杂交：按每张切片 20μl 杂交液，加在切片上。将原位杂交专用盖玻片的保护膜揭开后，盖在切片上。恒温箱（38～42℃）杂交过夜。

杂交后洗涤：揭掉盖玻片，37℃左右水温的 2×SSC 洗涤 2 次，5min/次；37℃的 0.5×SSC 洗涤 1 次，15min/次；37℃的 0.2×SSC 洗涤 1 次，15min/次。

滴加封闭液，37℃30min。

滴加生物素化鼠抗地高辛：室温 60min。原位杂交用 PBS 洗 4 次，5min/次。

DAB 显色。苏木素复染，充分水洗。

酒精脱水，二甲苯透明，封片。

（八）结果观察分析

组织学结果在 Nikon ECLIPSE 80i 显微镜下观察，使用 Nikon DS-Ri1 采集系统、NIS-Elements BR3.0 图文处理系统摄片。观察盖髓后不同时期修复性牙本质的形成（HE 染色切片）；观察 DMP1、DSP、BSP 和 OPN 在修复性牙本质中的表达，并将这些蛋白的表达与在反应性和原发性牙本质中的表达相比较，阳性表达呈棕黄色颗粒；观察 DMP1 mRNA、DSP mRNA、BSP mRNA 和 OPN mRNA 在负责修复性牙本质生成的成牙本质细胞中的表达，阳性结果呈棕黄色颗粒。

第三节 实验结果与分析

一、HE 染色结果

HE 染色切片，显示了盖髓后修复性牙本质的形成情况，并可以将修复性牙本质（RepD）与原发性牙本质（PD）及反应性牙本质（ReaD）相比较。在原发性的牙本质中，牙本质小管排列均匀、致密，牙本质小管走行规则（图 3-1）。在盖髓操作后的 1 周，牙髓暴露区域由一层纤维样组织覆盖（图 3-2 中箭头所示），纤维样组织其上有牙髓坏死组织覆盖（图 3-2）。尽管在牙髓暴露区域的新生组织中可以检测到 SIBLING 蛋白的表达，但是组织中并不包含牙本质小管样结构（图 3-2）。在未做处置的髓角下，有反应性的牙本质形成（图 3-3），这个时期的反应性牙本质，几乎没有规则走行的牙本质小管结构，为紊乱、不规则的结构，有细胞埋入基质当中，也有一些细胞大小的空隙，类似于骨样牙本质。

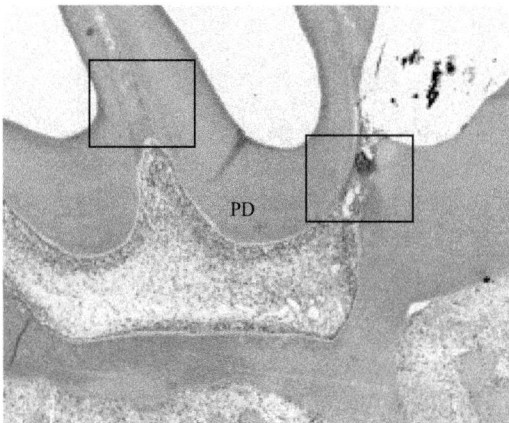

图 3-1 大鼠磨牙盖髓一周后近远中向切片的 HE 染色（×40）

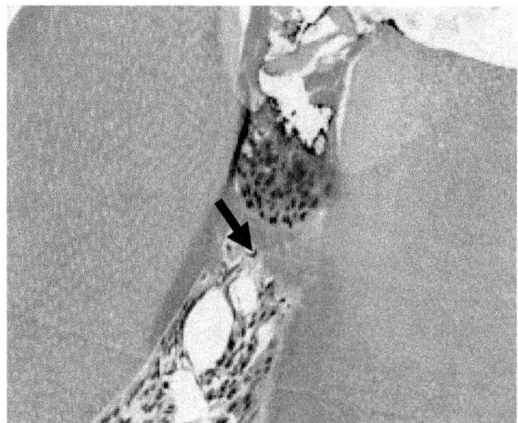

图 3-2 图 3-1 中右侧方框区域的放大图示

在盖髓后的2周，可以观察到一层完整的修复性牙本质桥结构（图3-4）。新形成的牙本质桥与原发性牙本质相比，牙本质小管数目少，小管走行方向不规则、不均匀（图3-5）。在修复性牙本质桥的部分区域可以看见细胞包埋在牙本质基质当中（图5中的箭头），表现为骨样牙本质。这部分牙本质主要位于最初形成的牙本质，即接近备洞处的牙本质。有些区域可以看到空隙，这些空隙可能由先前的被包埋细胞占据空间所留下的空腔，被包埋的细胞已经退化。后期形成的牙本质小管比最初形成的修复性牙本质小管分布更均匀。在原发性牙本质和修复性牙本质的交界处可以看到明显的界限（图3-5中箭头所示），这两种牙本质的小管走行方向明显不同。在修复性牙本质桥下的前期牙本质，不如原发性牙本质下的前期牙本质规则。此时形成的反应性牙本质更多（图3-6），使大鼠磨牙的髓角变低，牙本质小管的结构大部分为不规则的骨样结构（图3-6中箭头所示），含有许多内陷细胞及细胞退化后留下的空隙。

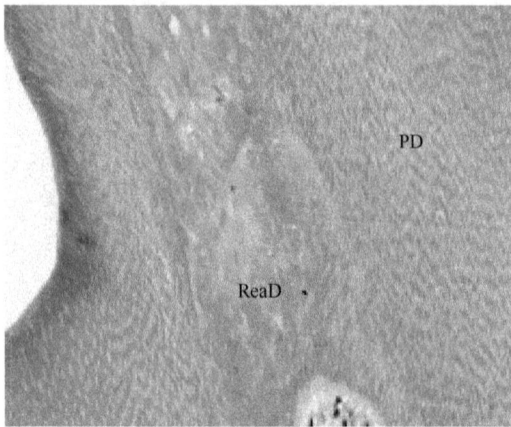

图3-3　图3-1中左侧方框区域的放大图示（×200）

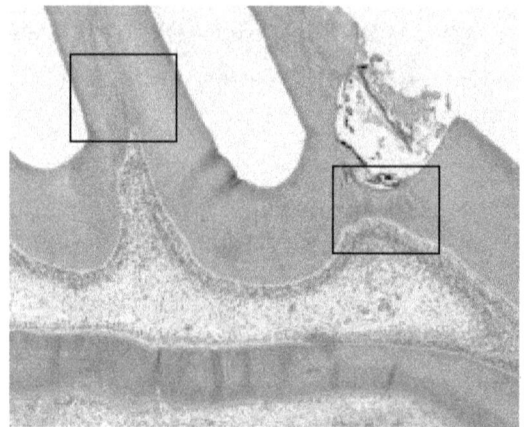

图3-4　大鼠磨牙盖髓二周后近远中向切片的HE染色（×40）

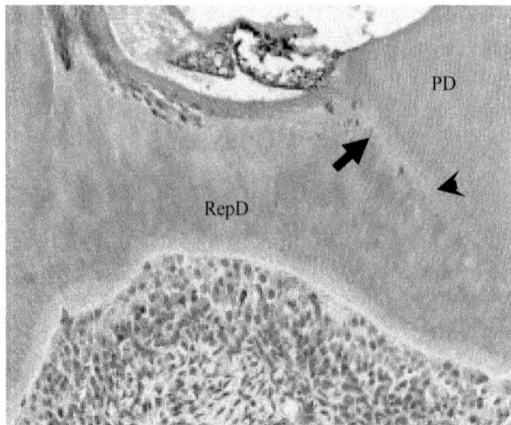

图3-5　图3-4中右侧方框区域的放大图示（×200）

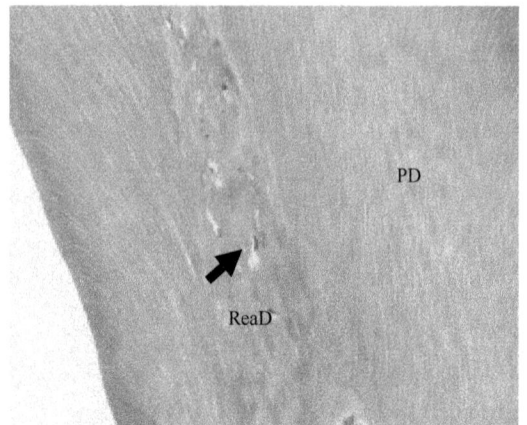

图3-6　图3-4中左侧方框区域的放大图示（×200）

在盖髓治疗后的4周，可以观察到更广泛、更厚的修复性牙本质形成（图3-7）。在这个时期的牙本质小管（图3-8）要比盖髓后的2周明显，牙本质小管数目增多，小管走行方向更规则。反应性牙本质的组织学表现与修复性牙本质的表现相似（图3-9），在反应性牙本质形成的初期也表现为骨样牙本质，可见到细胞包埋在牙本质基质中，也可看到细胞退化后留下的空隙。在后期形成的反应性牙本质可见到逐渐规律的小管样结构，与原发性牙本质相似。

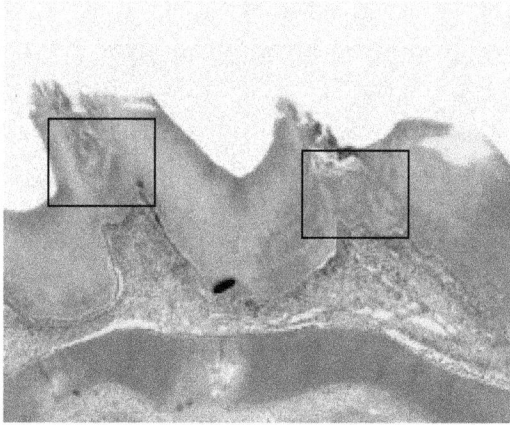

图3-7　大鼠磨牙盖髓四周后近远中向切片的HE染色（×40）

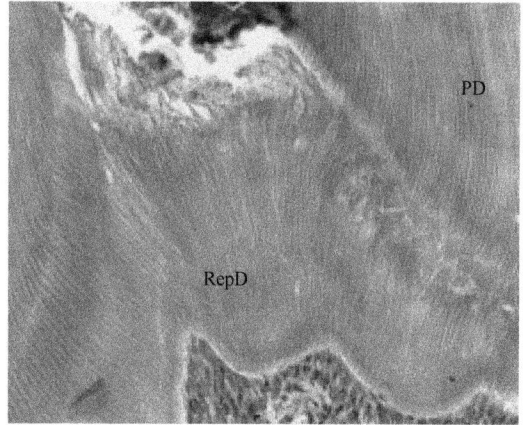

图3-8　图 3-7 中右侧方框区域的放大图示（×200）

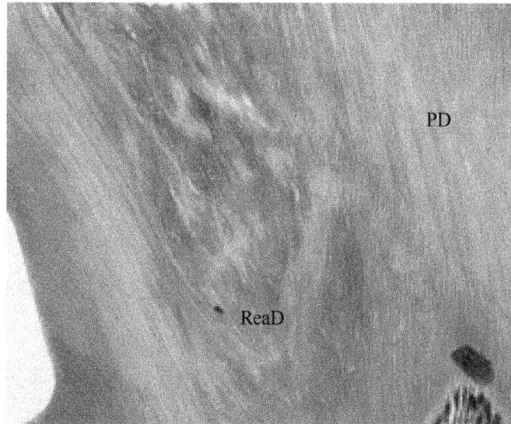

图 3-9　图 3-7 中左侧方框区域的放大图示（×200）

二、SIBLING 蛋白质在修复性牙本质和反应性牙本质发育形成中的表达

（一）DMP1 在修复性牙本质和反应性牙本质中的表达

在原发性的牙本质基质中，DMP1 表达阳性。在牙本质小管周围的管周牙本质区域，DMP1 的阳性反应比其他区域强（图 3-10、图 3-13、图 3-16）。

在盖髓治疗后一周，位于修复区域的基质可以检测到 DMP1 的表达，表达阳性反应的区域邻近新分化的成牙本质细胞（图 3-11 中箭头所示）。此时，

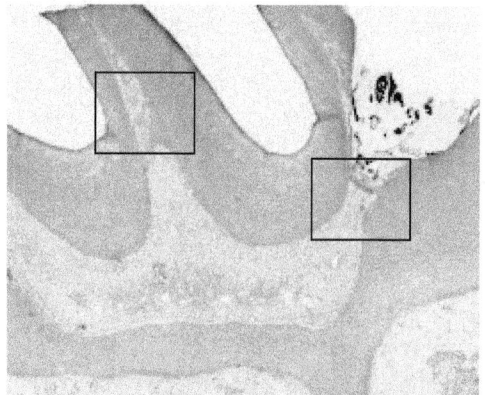

图 3-10　大鼠磨牙盖髓一周后 DMP1 表达和分布的免疫组织化学分析（×40）

在反应性牙本质（ReaD）中（图 3-12），DMP1 表达阳性，以管周牙本质区域表达为主，但阳

性反应明显低于原发性牙本质中 DMP1 的表达。在反应性牙本质中可以见骨样牙本质的表现，内含细胞，在细胞周围的基质中 DMP1 阳性信号较强（图 3-12 中箭头所示）。

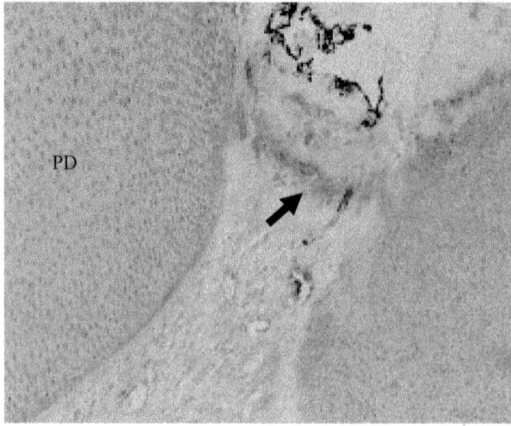

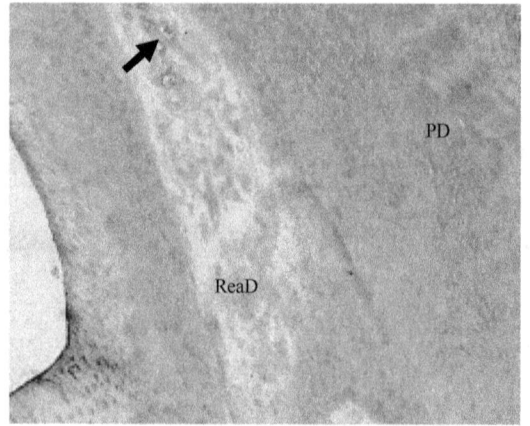

图 3-11 图 3-10 中右侧方框区域的放大图示（×200）　　图 3-12 图 3-10 中右侧方框区域的放大图示（×200）

在盖髓治疗后的两周（图 3-13），在修复性牙本质（RepD）桥中可以观察到 DMP1 的阳性信号，表达部位以管周牙本质为主，信号强度比原发性牙本质中的强度弱。而且 DMP1 的分布不均匀，部分区域表达较强的阳性反应，部分区域表达相对弱的免疫反应（图 3-14）。在早期形成的修复性牙本质中，有细胞埋入基质当中，在细胞周围的基质中 DMP1 阳性表达明显（图 3-14 中箭头所示）。DMP1 在反应性牙本质中的分布模式和表达水平与修复性牙本质相似（图 3-15），阳性反应位于管周牙本质，反应强度明显比原发性牙本质（PD）中的弱。在有细胞埋入的基质中 DMP1 阳性表达明显（图 3-15 中箭头所示）。

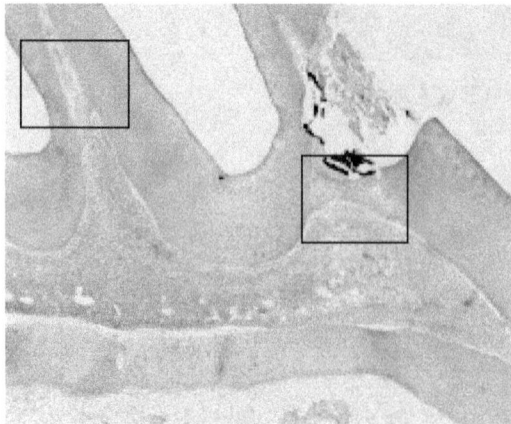

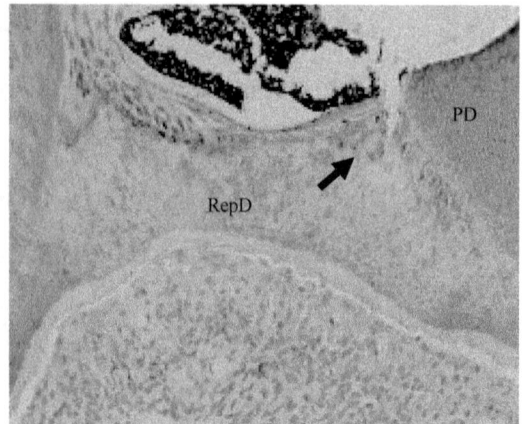

图 3-13 大鼠磨牙盖髓二周后 DMP1 表达和分布的免疫组织化学分析（×40）　　图 3-14 图 3-13 中右侧方框区域的放大图示（×200）

在盖髓治疗后的四周（图 3-16），有较厚的修复性牙本质桥形成。DMP1 在整个修复性牙本质桥中均有表达，表达的水平低于原发性牙本质。在修复性牙本质和原发性牙本质之间可见到明显的界限（图 3-17）。DMP1 阳性分布不均匀，与盖髓治疗后两周时形成的修复性牙本质表达反应相似。此时，有明显的、较多的反应性牙本质形成（图 3-18）。反应性牙本质中的 DMP1

表达与修复性牙本质相似，均低于原发性牙本质中 DMP1 的表达，阳性信号位于管周牙本质，在生长线中 DMP1 的表达更强。在原发性牙本质中，也可以见到 DMP1 沿着生长线分布。

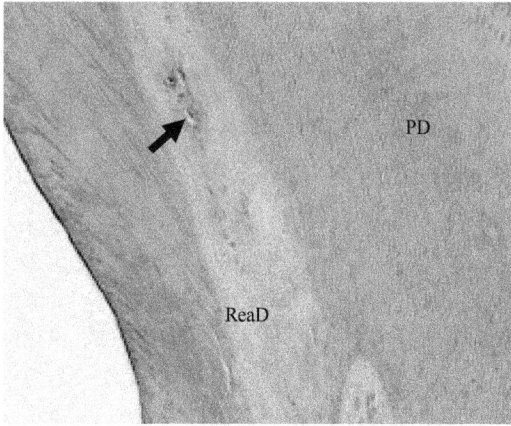

图 3-15　图 3-13 中左侧方框区域的放大图示（×200）

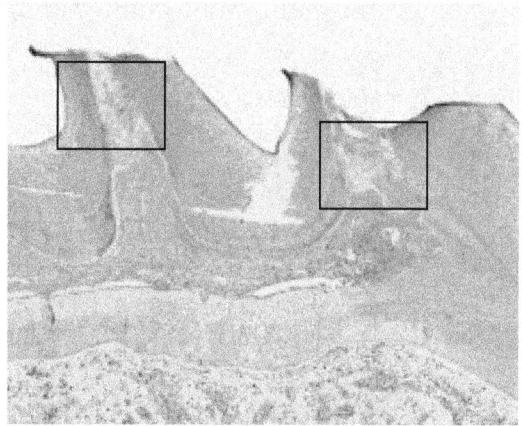

图 3-16　大鼠磨牙盖髓四周后 DMP1 表达和分布的免疫组织化学分析（×40）

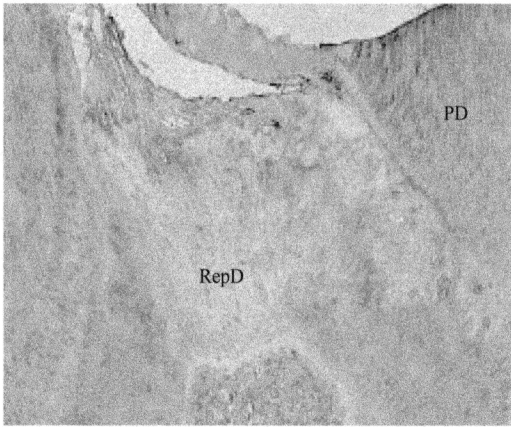

图 3-17　图 3-16 中右侧方框区域的放大图示（×200）

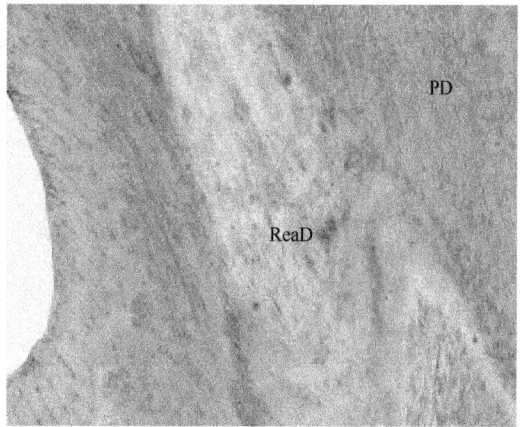

图 3-18　图 3-16 中左侧方框区域的放大图示（×200）

（二）DSP 在修复性牙本质和反应性牙本质中的表达

DSP 的分布模式与 DMP1 非常相似（图 3-19）。在牙冠部的原发性牙本质（PD）中，DSP 分布在整个牙本质基质中，且在管周牙本质区域表达明显比其他区域强。在生长线处，DSP 的表达明显。DSP 在髓顶处的牙本质中表达较强，在髓底处的牙本质中表达相对较弱（图 3-19、图 3-22、图 3-25）。

在盖髓治疗后的一周（图 3-20），牙髓暴露处有基质覆盖，此处有明显的 DSP 的表达

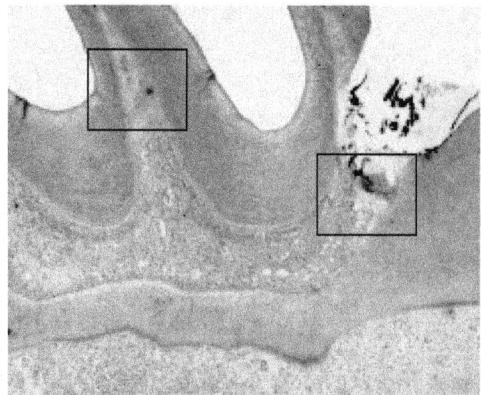

图 3-19　大鼠磨牙盖髓一周后 DSP 表达和分布的免疫组织化学分析（×40）

（图 3-20 中箭头所示）。在该时期的反应性牙本质（ReaD）中（图 3-21），DSP 的表达阳性，表达位置位于管周牙本质，阳性强度明显低于原发性牙本质中 DSP 的表达，而且阳性表达分布不均匀，在空隙周围及含有内陷细胞周围的基质中 DSP 的阳性信号明显（图 3-21 中箭头所示）。

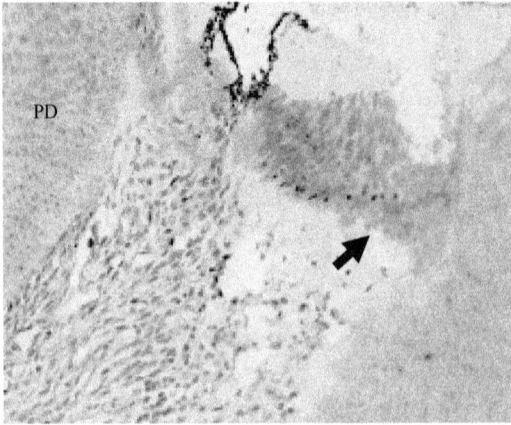

图 3-20 图 3-19 中右侧方框区域的放大图示（×200）

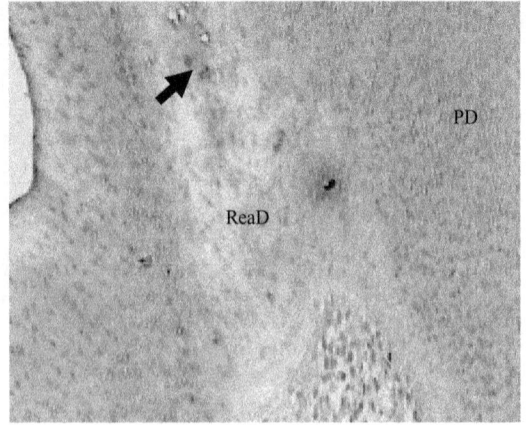

图 3-21 图 3-19 中左侧方框区域的放大图示（×200）

　　在盖髓治疗后的两周（图 3-22），有完整的修复性牙本质（RepD）形成，在修复性牙本质中 DSP 的表达比原发性牙本质中的弱。DSP 的阳性反应主要位于管周牙本质，且表达水平不均匀，部分区域表达水平强，部分区域表达水平弱（图 3-23）。在有细胞埋入的部分区域（又称为骨样牙本质结构），DSP 的信号较强（图 3-23 中箭头所示）。在这个时期的反应性牙本质（图 3-24），与该时期的修复性牙本质相似，DSP 的表达比原发性牙本质中 DSP 的表达少，且阳性分布不均匀。

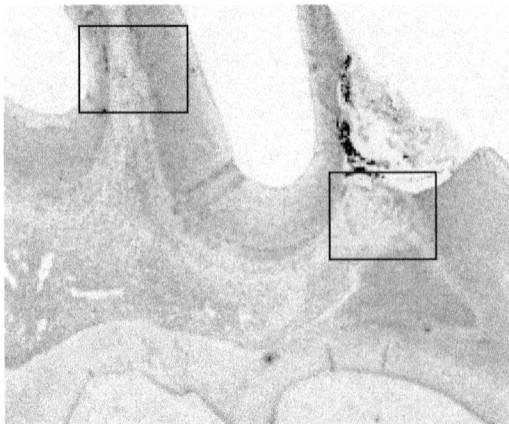

图 3-22 大鼠磨牙盖髓二周后 DSP 表达和分布的免疫组织化学分析（×40）

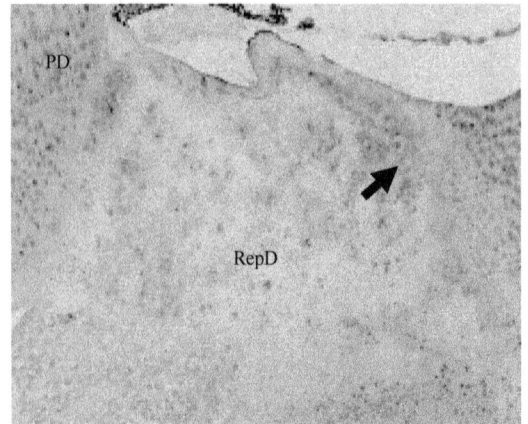

图 3-23 图 3-22 中右侧方框区域的放大图示（×200）

　　在盖髓治疗后的四周（图 3-25），较厚的修复性牙本质修复露髓处，DSP 在整个牙本质桥中有阳性反应，阳性反应不均匀，在骨样牙本质处和生长线处反应较强，在部分区域 DSP 的表达与原发性牙本质中的表达相似，阳性反应沿着牙本质小管走行（图 3-26）。在这个时期形成的反应性牙本质较多（图 3-27），使磨牙的髓角变低，在反应性牙本质中，DSP 的表达低于原发性牙本质中 DSP 的表达，且表达不均匀，在骨样牙本质处及生长线处表达明显。

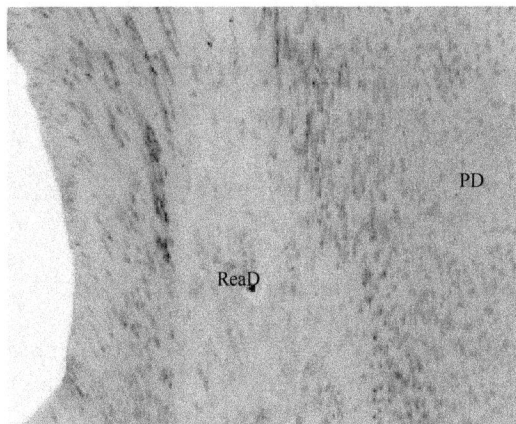

图 3-24　图 3-22 中左侧方框区域的放大图示（×200）

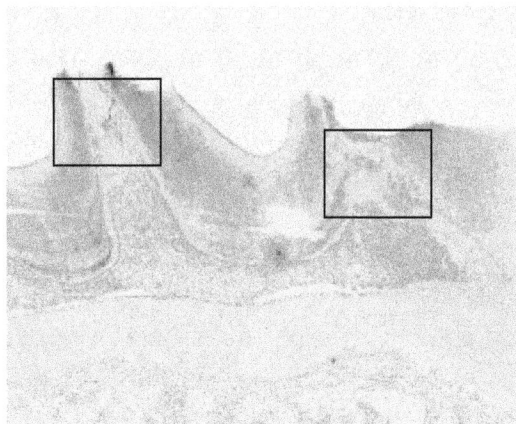

图 3-25　大鼠磨牙盖髓四周后 DSP 表达和分布的免疫组织化学分析（×40）

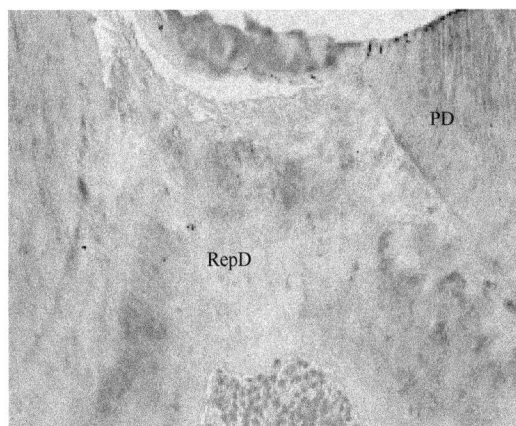

图 3-26　图 3-25 中右侧方框区域的放大图示（×200）

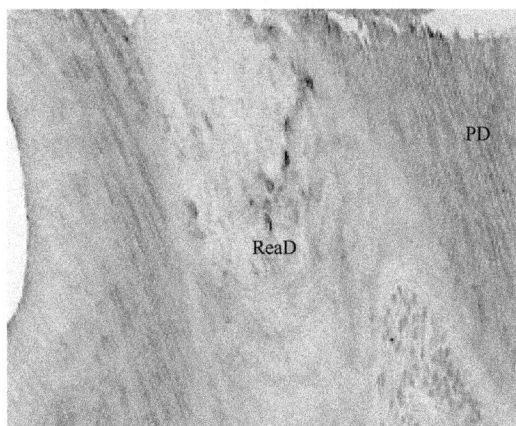

图 3-27　图 3-25 中左侧方框区域的放大图示（×200）

（三）BSP 在修复性牙本质和反应性牙本质中的表达

BSP 在原发性的牙本质（PD）中没有表达，在修复性（RepD）和反应性（ReaD）的牙本质中均有 BSP 的阳性表达，且表达明显（图 3-28、图 3-31、图 3-34）。

在盖髓治疗后的一周（图 3-29），有修复性的基质覆盖露髓处，此处组织可以看到较强的 BSP 的阳性表达，阳性表达邻近含成牙本质细胞或成牙本质细胞样细胞的髓周区域。在反应性牙本质中（图 3-30），可以看到较强的 BSP 的表达，早期形成的反应性牙本质，几乎全部表达 BSP。在骨样牙本质处，BSP 表达阳性更

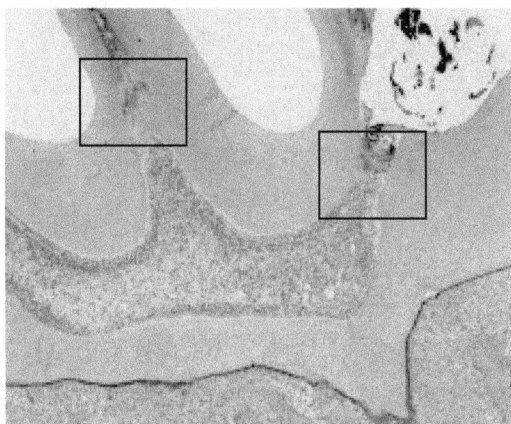

图 3-28　大鼠磨牙盖髓一周后 BSP 表达和分布的免疫组织化学分析（×40）

明显。在生长线处，BSP 表达阳性（图 3-30 中箭头所示）。在后期形成的反应性牙本质中，BSP 的表达减少。

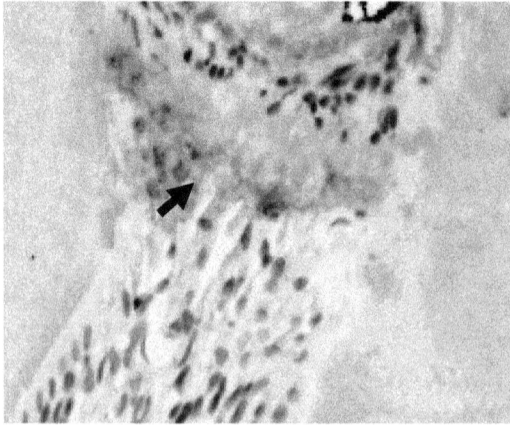

图 3-29　图 3-28 中右侧方框区域的放大图示
（×200）

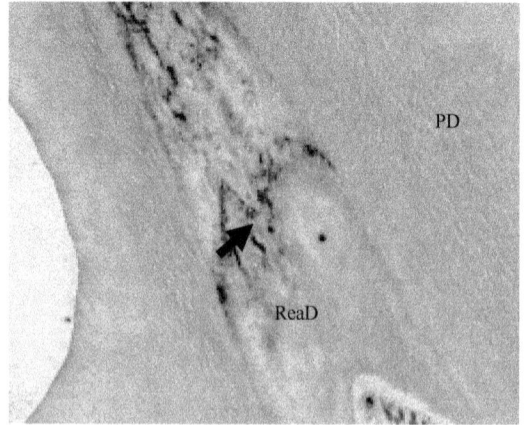

图 3-30　图 3-28 中左侧方框区域的放大图示
（×200）

在盖髓治疗后的两周（图 3-32），修复性牙本质桥修复损伤处，在最初形成的修复性牙本质处，可以看到极少量的 BSP 的表达（图 3-32 中箭头所示），在后期形成的牙本质中未见 BSP 的表达。反应性牙本质与修复性牙本质的区别明显，在反应性牙本质中（图 3-33），BSP 的阳性表达强（图 3-33 中箭头所示），在骨样牙本质中表达明显。在反应性牙本质形成的后期，BSP 的表达逐渐减少。

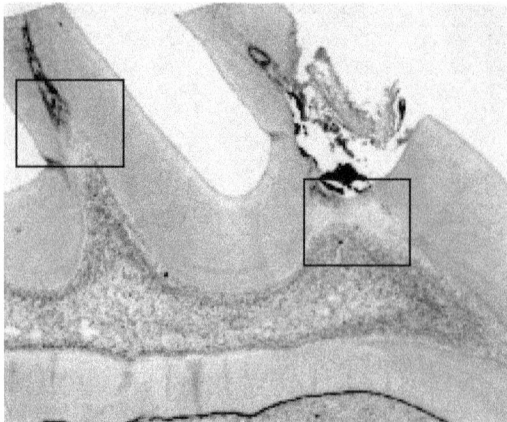

图 3-31　大鼠磨牙盖髓二周后 BSP 表达和分布的
免疫组织化学分析（×40）

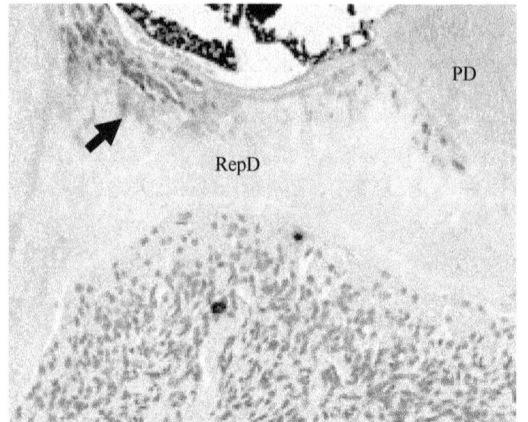

图 3-32　图 3-31 中右侧方框区域的放大图示
（×200）

在盖髓治疗后的四周（图 3-35），BSP 在修复性牙本质中几乎不表达。在反应性牙本质中（图 3-36），BSP 的表达与盖髓治疗后两周组相似。BSP 表达在最先形成的反应性牙本质中（图 3-36 中箭头所示），在骨样牙本质处 BSP 表达明显。BSP 沿生长线分布（图 3-36 中箭头所示）。在反应性牙本质形成的后期，几乎没有 BSP 的表达。

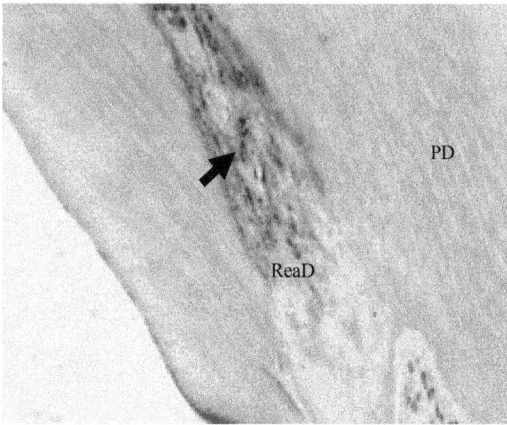

图 3-33 图 3-31 中左侧方框区域的放大图示
（×200）

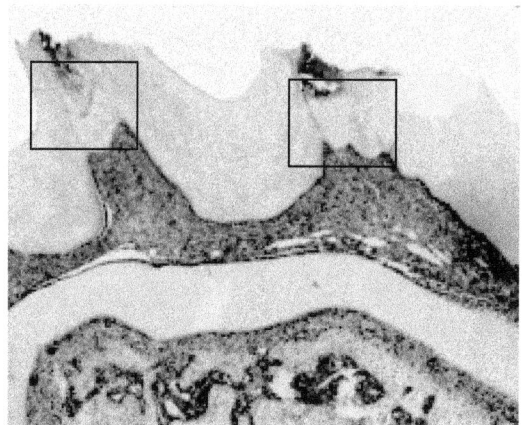

图 3-34 大鼠磨牙盖髓四周后 BSP 表达和分布的免
疫组织化学分析（×40）

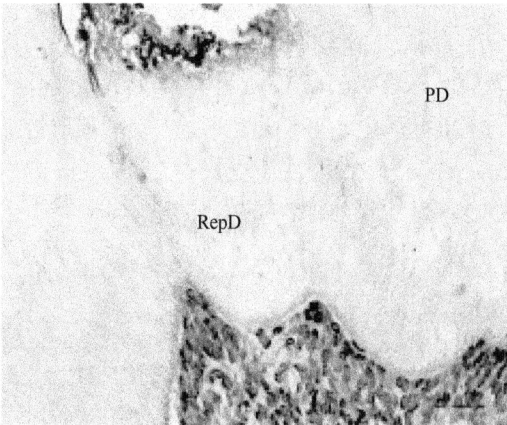

图 3-35 图 3-34 中右侧方框区域的放大图示
（×200）

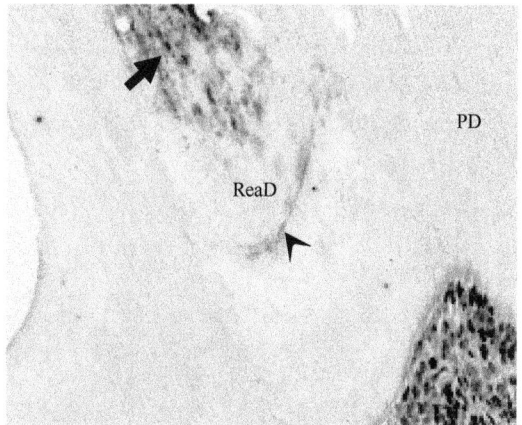

图 3-36 图 3-34 中左侧方框区域的放大图示
（×200）

（四）OPN 在修复性牙本质和反应性牙本质中的表达

OPN 在大鼠磨牙中的分布和表达模式与 BSP 相似（图 3-37、图 3-40、图 3-43）。在原发性牙本质（PD）中，没有 OPN 的表达。在反应性和修复性牙本质中，有 OPN 的表达，表达强度比 BSP 弱。

在盖髓治疗后的一周（图 3-38），新形成的牙本质基质显示抗 OPN 抗体阳性反应（图 3-38 中箭头所示）。在反应性牙本质（ReaD）中（图 3-39），有 OPN 的表达，阳性反应主要位于最初反应性牙本质中的骨样牙本质处（图 3-39 中箭头所示），在反应性牙本质的后期没有 OPN 的表达。

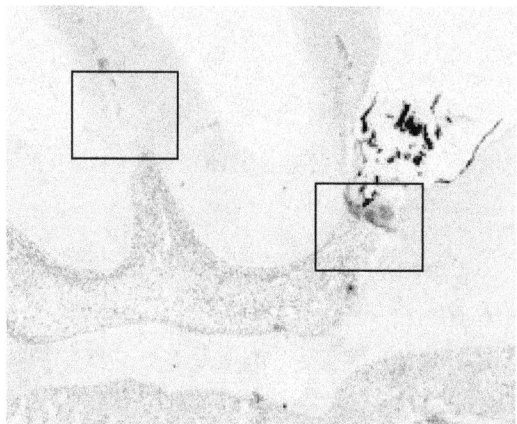

图 3-37 大鼠磨牙盖髓一周后 OPN 表达和分布的免
疫组织化学分析（×40）

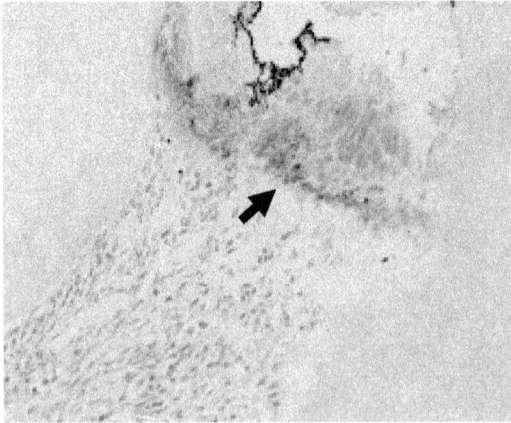

图 3-38　图 3-37 中右侧方框区域的放大图示
（×200）

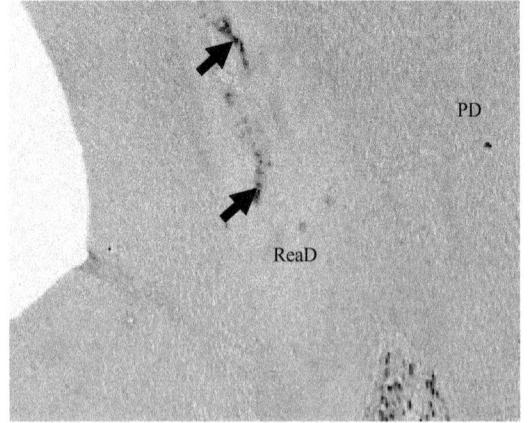

图 3-39　图 3-37 中左侧方框区域的放大图示
（×200）

　　在盖髓治疗后的两周（图 3-41），抗 OPN 的免疫反应在修复性牙本质（RepD）形成的最初部位（即修复性牙本质形成的早期阶段）表达较强（图 3-41 中箭头所示）。早期的修复性牙本质中有陷入基质当中的成牙本质细胞，在细胞周围的基质中，OPN 表达明显。在后期的修复性牙本质基质当中，极少有或几乎没有 OPN 的免疫反应。在反应性牙本质中（图 3-42），OPN 的表达与修复性牙本质中的表达相似，OPN 的免疫反应位于早期形成的基质当中（图 3-42 中箭头所示），在后期形成的反应性基质中几乎没有 OPN 的表达。

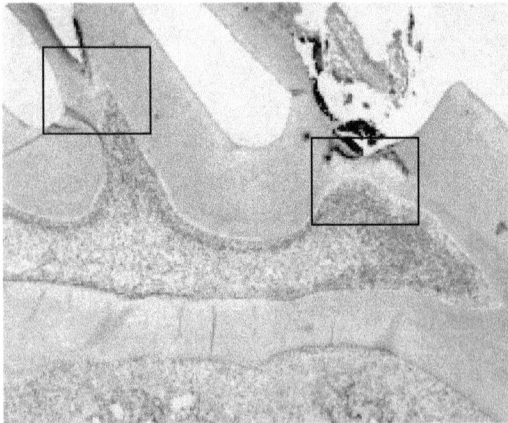

图 3-40　大鼠磨牙盖髓二周后 OPN 表达和分布的
免疫组织化学分析（×40）

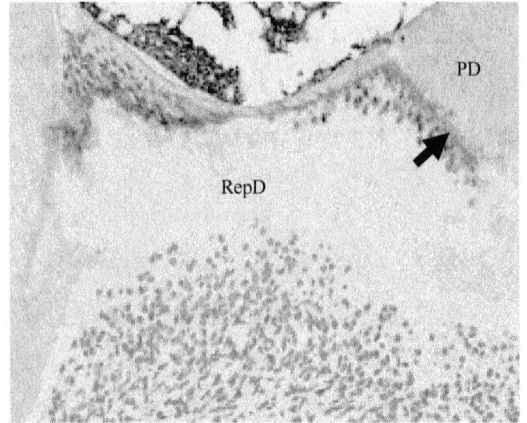

图 3-41　图 3-40 中右侧方框区域的放大图示
（×200）

　　在盖髓治疗后的四周（图 3-44），在修复性的牙本质桥中几乎没有 OPN 的表达。在反应性牙本质中（图 3-45），OPN 的表达与在盖髓治疗后两周的反应性牙本质相似，OPN 免疫阳性位于早期形成的反应性牙本质处（图 3-45 中箭头所示），分布不均匀，在骨样牙本质处明显，后期形成的反应性牙本质中几乎没有 OPN 的表达。

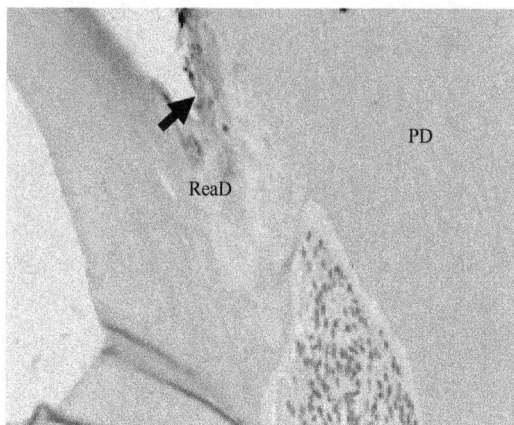

图 3-42 图 3-40 中左侧方框区域的放大图示
（×200）

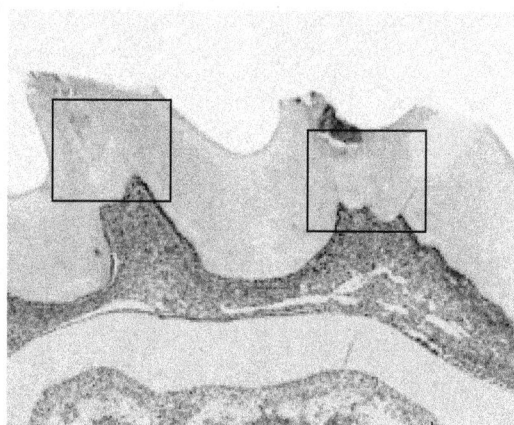

图 3-43 大鼠磨牙盖髓四周后 OPN 表达和分布的
免疫组织化学分析（×40）

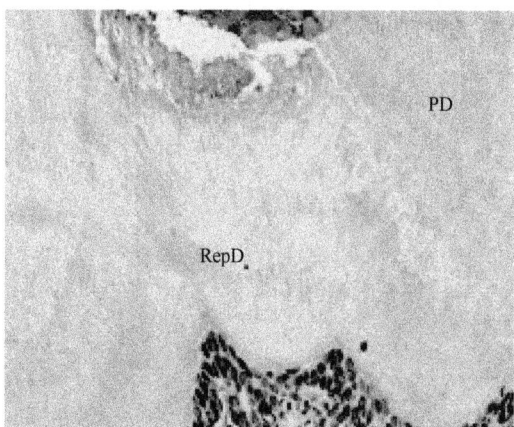

图 3-44 图 3-43 中右侧方框区域的放大图示
（×200）

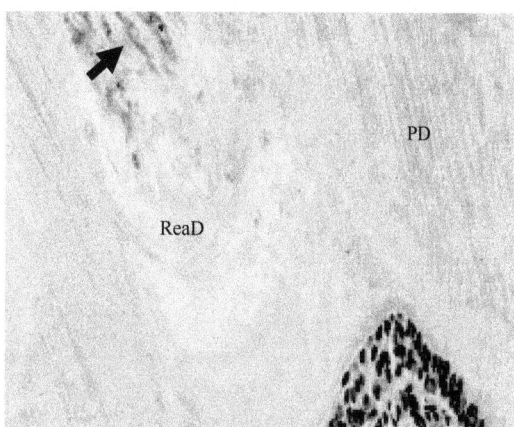

图 3-45 图 3-43 中左侧方框区域的放大图示
（×200）

（五）大鼠磨牙免疫组化染色阴性对照
见图 3-46。

三、SIBLING 家族 mRNA 在修复性牙本质形成过程中的表达

（一）DMP1 mRNA 在修复性牙本质形成过程中的表达

在盖髓操作后一周，牙髓损伤处的成牙本质细胞中有 DMP1 mRNA 的表达，在修复性牙本质下的成牙本质细胞中 DMP1 mRNA 的表达较（图 3-47）。

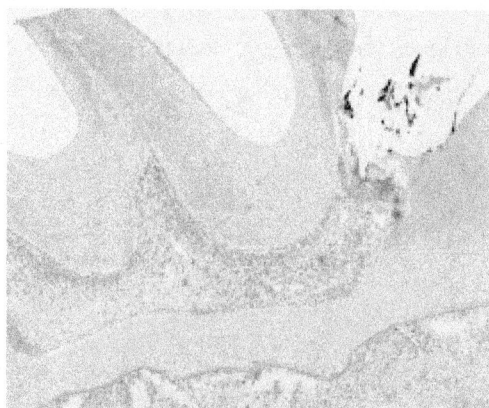

图 3-46 免疫组织化学分析阴性对照（大鼠 IgG）
（×40）

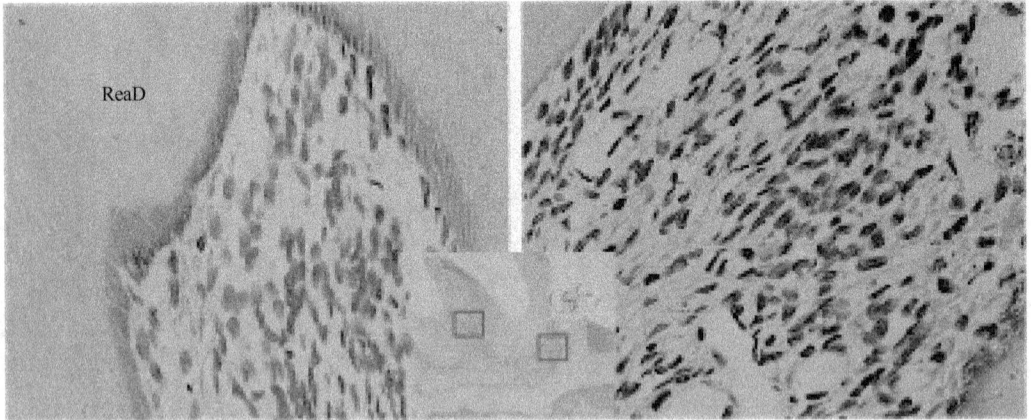

图 3-47　大鼠磨牙盖髓一周后 DMP1 mRNA 表达和分布的原位杂交结果（×400）

在直接盖髓操作后的两周（图 3-48），在负责新形成的修复性牙本质的成牙本质细胞中可以看到明显的 DMP1 mRNA 的表达（图 3-48 中箭头所示）。在同一磨牙的负责反应性牙本质生成的成牙本质细胞中有少量的 DMP1 mRNA 阳性表达。

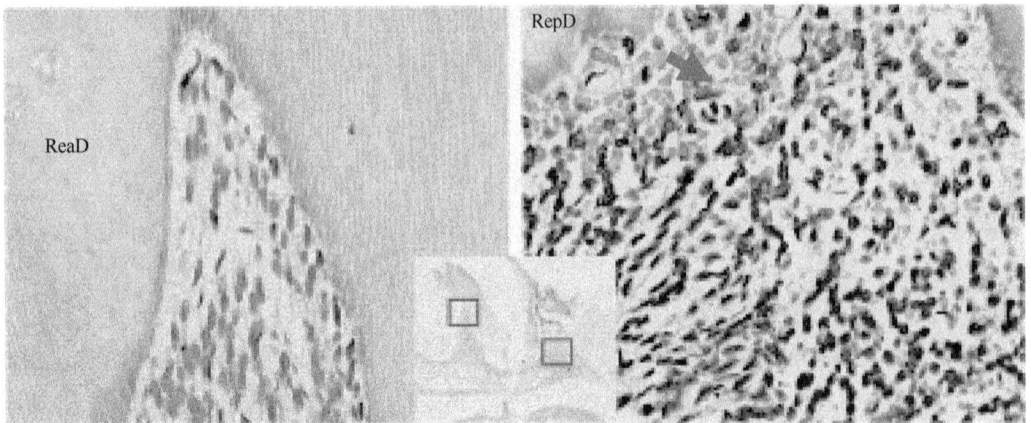

图 3-48　大鼠磨牙盖髓二周后 DMP1 mRNA 表达和分布的原位杂交结果（×400）

在盖髓治疗后的四周（图 3-49），有较厚的修复性牙本质生成，该处有少量的 DMP1 mRNA 阳性的成牙本质细胞（图 3-49 中箭头所示）。

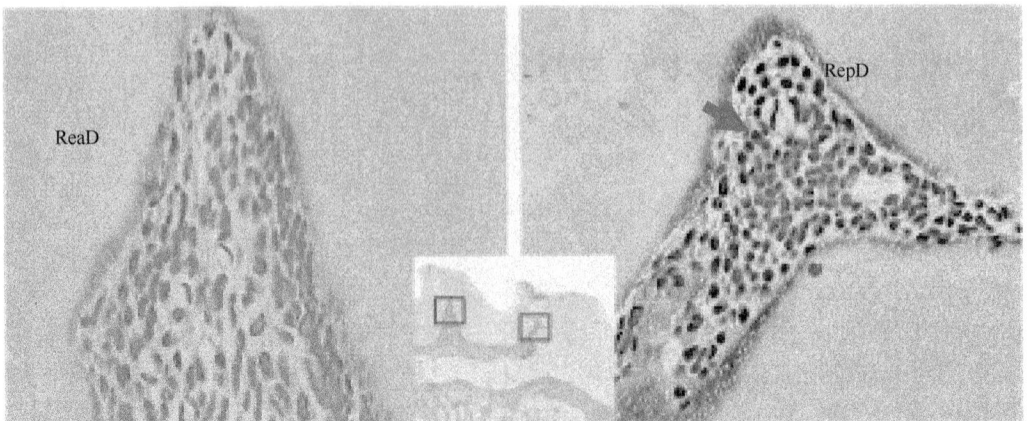

图 3-49　大鼠磨牙盖髓四周后 DMP1 mRNA 表达和分布的原位杂交结果（×400）

（二）DSPP mRNA 在修复性牙本质形成过程中的表达

在盖髓处理后的一周（图 3-50），在牙髓损伤处的成牙本质细胞中有 DSPP mRNA 的转录表达（图 3-50 中箭头所示）。在同一切片中，反应性牙本质下方的成牙本质细胞表达 DSPP mRNA 较少。

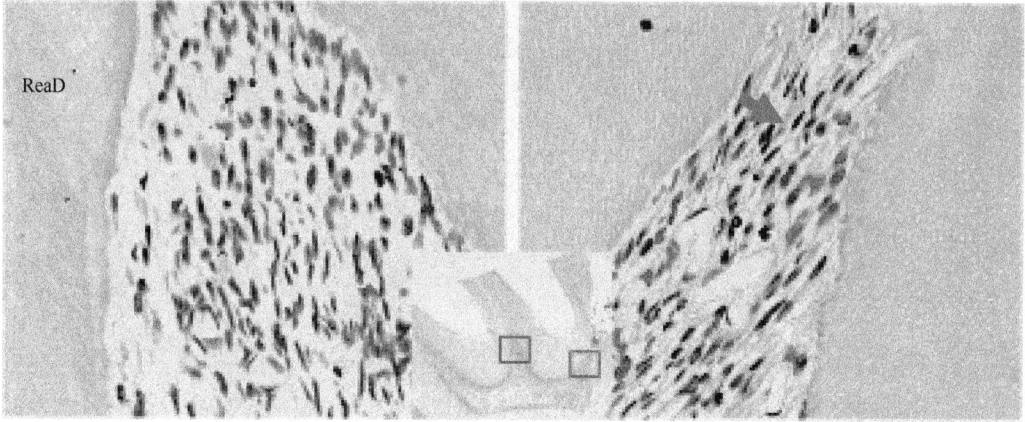

图 3-50 大鼠磨牙盖髓一周后 DSPP mRNA 表达和分布的原位杂交结果（×400）

在盖髓处理后的两周（图 3-51），修复性牙本质桥下的成牙本质细胞胞浆中有明显的 DSPP mRNA 的表达（图 3-51、图 3-52 中箭头所示）。负责反应性牙本质生成的成牙本质细胞中 DSPP mRNA 表达较少。

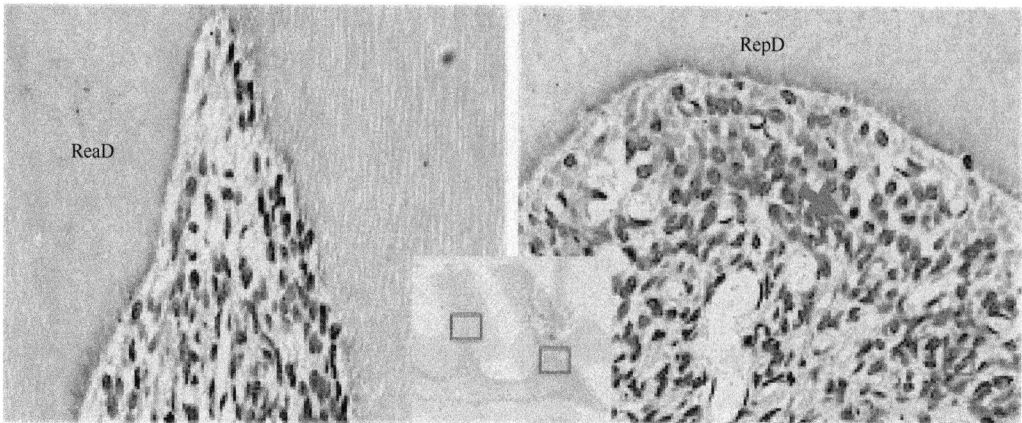

图 3-51 大鼠磨牙盖髓二周后 DSPP mRNA 表达和分布的原位杂交结果 400b（×400）

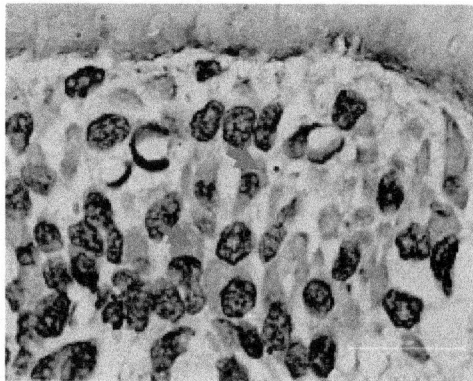

图 3-52 大鼠磨牙盖髓二周后 DSPP mRNA 表达和分布的原位杂交结果（×1000）

在盖髓治疗后的四周（图 3-53），负责反应性和修复性牙本质生成的成牙本质细胞中 DSPP mRNA 表达不明显。

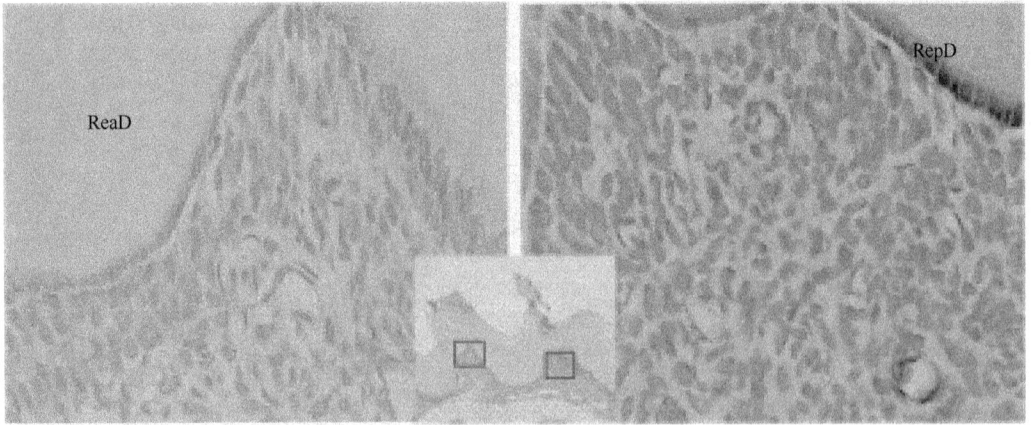

图 3-53　大鼠磨牙盖髓四周后 DSPP mRNA 表达和分布的原位杂交结果（×400）

（三）BSP mRNA 在修复性牙本质形成过程中的表达

在盖髓操作后的各个阶段（图 3-54～图 3-56），对于负责第三期牙本质生成的成牙本质细胞中，未见 BSP mRNA 的表达。

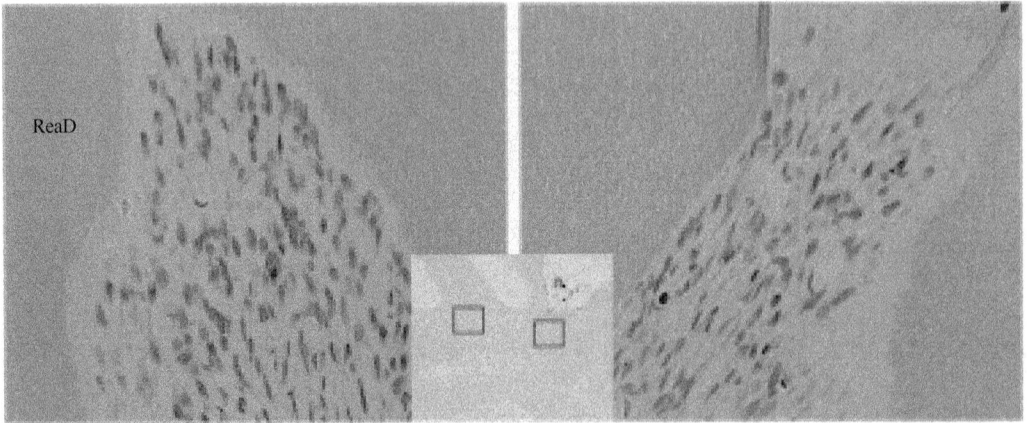

图 3-54　大鼠磨牙盖髓一周后 BSP mRNA 表达和分布的原位杂交结果（×400）

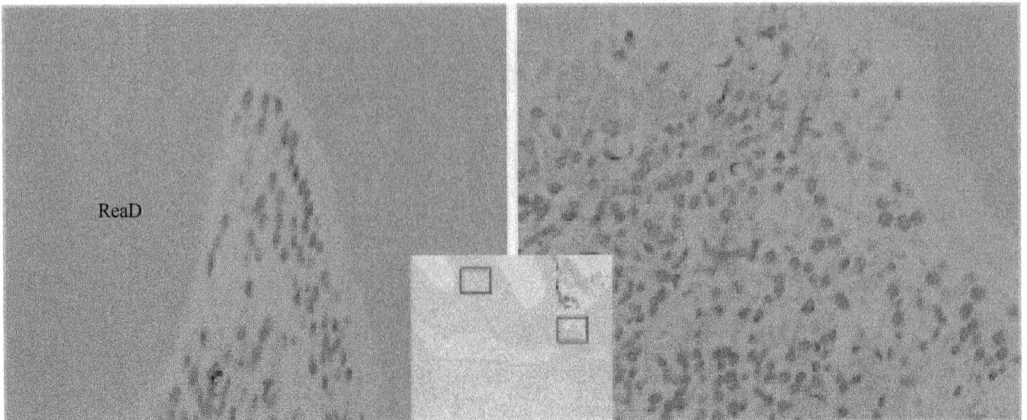

图 3-55　大鼠磨牙盖髓二周后 BSP mRNA 表达和分布的原位杂交结果（×400）

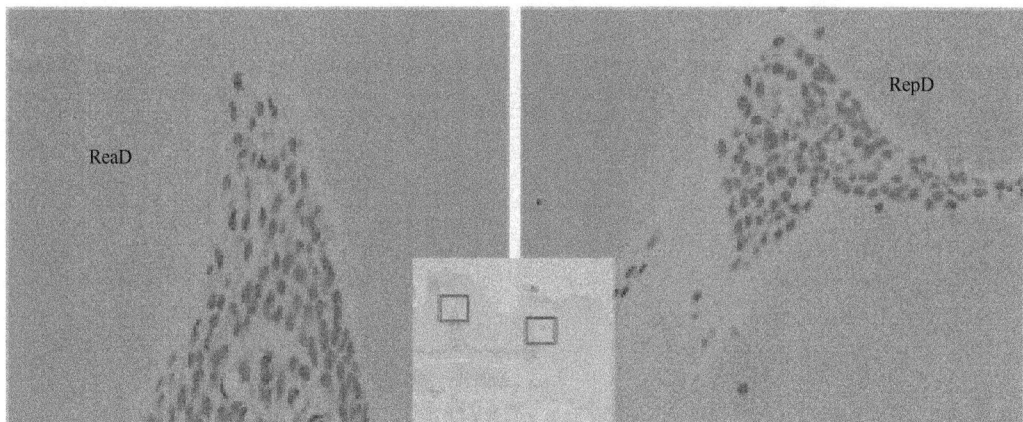

图 3-56　大鼠磨牙盖髓四周后 BSP mRNA 表达和分布的原位杂交结果（×400）

在乳腺癌组织中，有 BSP mRNA 在乳腺组织细胞中的表达（图 3-57）。

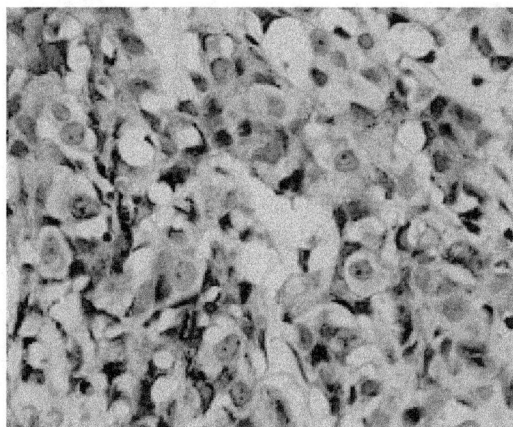

图 3-57　BSP mRNA 在人乳腺癌中的表达（阳性对照）（×400）

（四）OPN mRNA 在修复性牙本质形成过程中的表达

在盖髓操作后的各个阶段（图 3-58～图 3-60），对于负责第三期牙本质生成的成牙本质细胞中，未见 OPN mRNA 的表达。

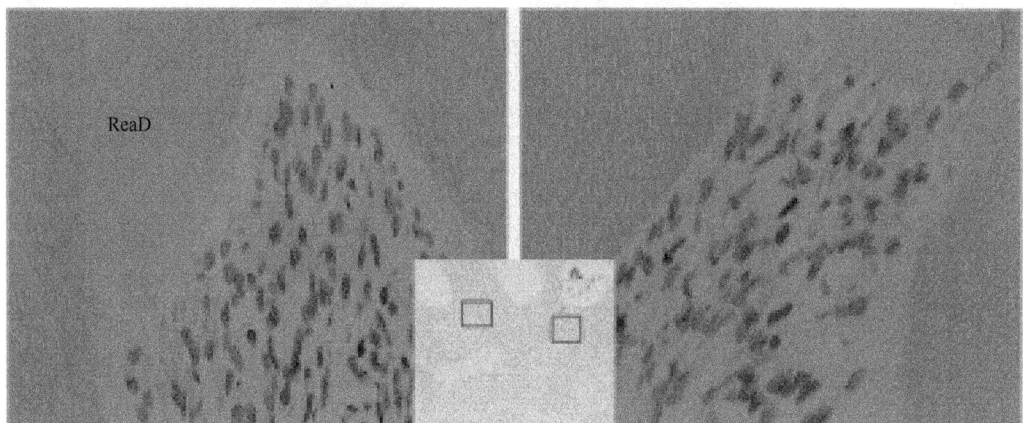

图 3-58　大鼠磨牙盖髓一周后 OPN mRNA 表达和分布的原位杂交结果（×400）

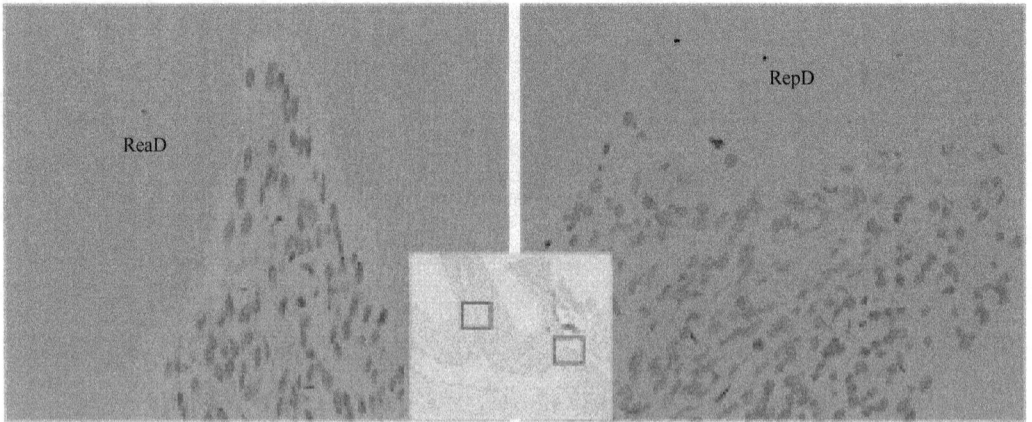

图 3-59　大鼠磨牙盖髓二周后 OPN mRNA 表达和分布的原位杂交结果（×400）

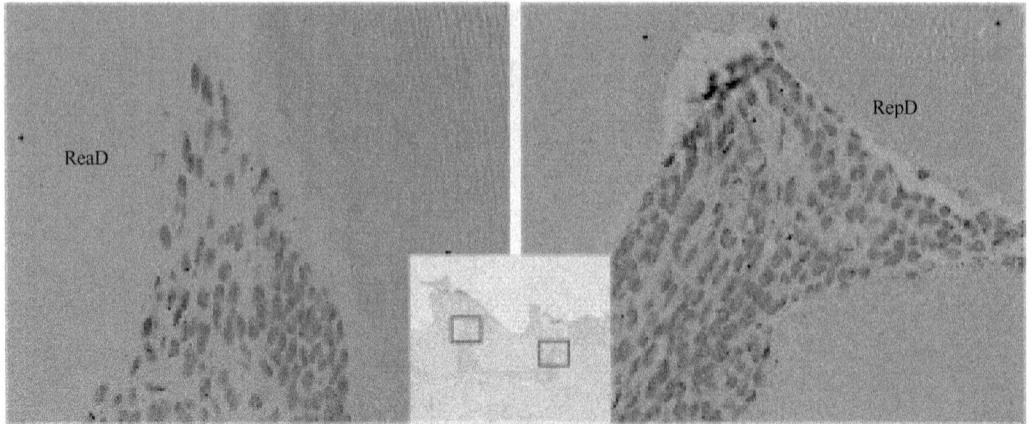

图 3-60　大鼠磨牙盖髓四周后 OPN mRNA 表达和分布的原位杂交结果（×400）

在乳腺癌组织中，有 OPN mRNA 在乳腺组织细胞中的表达（图 3-61）。

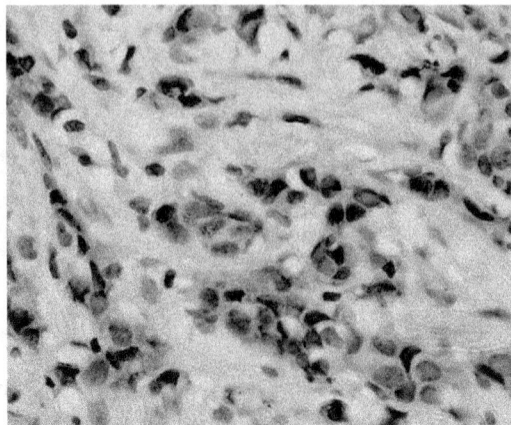

图 3-61　OPN mRNA 在人乳腺癌中的表达（阳性对照）（×400）

第四节　讨　论

一、原发性的牙本质的发育生成及病理情况下的牙本质再生

原发性牙本质的生成是由牙乳头间充质细胞分化而来的成牙本质细胞分泌形成。牙本质与骨组织在基质蛋白成分上相似。与成骨细胞的分化不同，成牙本质细胞的分化受上皮和间充质相互作用的调节，来构建牙齿的形态发生和细胞的分化。

分离发育中的牙齿组织的重组实验已经证明了成牙本质细胞的分化受牙内上皮的控制。成牙本质细胞为柱状的极化的细胞，它具有偏心的核和很长的细胞突，这种细胞学的极化特异地发生在接近牙内上皮基底膜的单细胞层中。成牙本质细胞的终末分化是在牙胚形态发生的钟状期阶段开始，位于将来形成牙尖的部位。另一方面，牙尖的形状由次级釉结的位置所决定，次级釉结为上皮信号中心，就像其他的胚胎信号中心例如脊索和四肢的顶端外胚层脊一样。釉结的细胞是非增殖的，它们会表达一些信号分子。这些信号可以控制内釉上皮的折叠，尽管成牙本质细胞的分化从位于釉结下面的间充质细胞开始，但是来自于次级釉结的信号也可能决定成牙本质细胞终末分化起始的定位和时间。

骨组织在整个出生后时期都具有重建功能，而牙本质一旦形成，就不再进行重建。不过，在牙齿遭受损伤或外界刺激时，它可以形成修复性牙本质来保护牙髓。在组织受到损伤时，牙髓牙本质复合体需要重建，包括各种细胞类型的分化以及新的蛋白的诱导。最初，在牙髓损伤修复时，先是牙髓组织的部分坏死到后来修复性牙本质的生成，这是一个连续的过程，包括细胞增殖、细胞分化、血管生成以及细胞外基质的重建。在此过程中，最初的成牙本质细胞死亡，来自牙髓干细胞的前体细胞分化为新的成牙本质细胞样细胞，从而调节牙本质的再生[33]。因此，对于明确修复性牙本质形成的机制具有重要的临床意义，也有助于推动牙本质再生的研究。

二、修复性牙本质形成模型的建立

对于体内修复性牙本质的研究，多数采用大鼠盖髓治疗后定期观察修复性牙本质的形成情况。在本研究中，我们选择大鼠的上颌第一磨牙建模，上颌第一磨牙易于操作且视线好。在机械性地暴露了大鼠的磨牙牙髓后，用含有氢氧化钙的试剂覆盖牙髓损伤处，来观察牙髓的修复。目前的盖髓材料种类较多，但是氢氧化钙一直被认为是盖髓治疗材料的金标准。我们用氢氧化钙作为盖髓材料，成功地获得了修复性牙本质形成的模型。

组织学分析显示，在盖髓治疗后的一周开始有基质形成覆盖露髓处，在盖髓后的两周和四周已经形成完整的修复性牙本质来保护牙髓促进牙髓损伤的修复。修复性牙本质与原发性牙本质相比较，牙本质小管结构数目少且排列紊乱。反应性牙本质的组织学表现与修复性牙本质相似，牙本质小管比原发性牙本质小管数目要少且排列紊乱。在修复性牙本质的某些区域含有内陷的细胞，这些区域主要位于早期形成的牙本质桥的位置。这些发现表明了在牙髓损伤及盖髓后的牙本质生成是在对外界毒性刺激下以非常快的速度进行的。在这种情况下，成牙本质细胞的活性迅速地上调、基质迅速地分泌，导致牙本质的不成熟形成，它表现为不规则、不均匀的牙本质小管结构以及包含内陷的细胞。后期形成的修复性牙本质与初期形成的修复性牙本质相比较，表现更加规则、分布更均匀，这些表明新分化的成牙本质细胞逐渐稳定地形成修复性牙本质。

盖髓后形成的修复性牙本质，与原发性牙本质相比含有更少的牙本质小管，而且早期形成的牙本质小管表现更不规则。牙本质小管数目的减少可能作为成牙本质细胞的保护性的反应，以减少这些细胞与外界有毒刺激的交互通路。

从 HE 染色结果可以看到，新形成的修复性牙本质在结构上与反应性牙本质相似，均是在病理情况下生成的，它们在功能上也具有相似的作用，用来保护牙髓，减少外界对牙髓的各种刺激。

三、DMP1 在修复性牙本质生成过程中的作用

DMP1 的表达范围较广（包括骨组织和牙本质）。在骨组织中，DMP1 在胚胎发育时期高度表达在成骨细胞中。DMP1 基因敲除鼠，在出生后的发育阶段，出现畸形变化，为典型的佝偻病表现和骨软化症（由于矿化缺陷造成），佝偻病表现为次级骨化中心延迟、生长板增宽伴随明显的肥厚性软骨细胞区膨大，及四肢变短。这些变化在出生后的一周开始出现并随着年龄增长逐渐加重[34]。这些缺陷与 DMP1 在骨细胞中的功能相关，骨细胞占骨组织中细胞的 95% 以上，对于机械感受和转导具有至关重要的作用[35]。

除了骨组织以外，DMP1 在牙髓和成牙本质细胞内也有表达，DMP1 基因缺失会导致牙本质生成和矿化的缺陷。主要表现包括部分前期牙本质成熟为牙本质的失败，造成前期牙本质堆积，牙髓腔扩大，前期牙本质带变宽伴有牙本质壁变薄，矿物质不足，在牙本质的形成速度上减少 3 倍，还表现为牙本质小管系统的异常。DMP1 与钙离子及胶原纤维具有高度亲和性，它通过 HA 的成核在调节牙齿的矿化过程中起至关重要的作用[10, 12]。由此可见，DMP1 对牙本质的形成和矿化很重要。

在本实验中，DMP1 在修复性牙本质中有表达，说明 DMP1 也参与了修复性牙本质的形成，并推断它与修复性牙本质的矿化相关。在原发性牙本质中，DMP1 主要表达在管周牙本质中，修复性牙本质的小管结构紊乱、数目少，管周牙本质相应地减少，从而引起了 DMP1 表达的减少。

DMP1 在修复性牙本质中的表达，尤其在盖髓后的初期（一周组）的表达，可能还与它在细胞分化过程中的作用相关。Lu 等[36]将 DMP1 再表达到 DMP1 基因缺失鼠中，发现 DMP1 对于早期的和后期的成牙本质细胞形成牙本质的功能以及牙本质的矿化是必不可缺的。在生理性的牙本质生成和修复性的牙本质生成过程中，DMP1 起着信号分子的作用，它能够促进间充质细胞向成牙本质细胞和成牙本质细胞样细胞的分化[8]。DMP1 的 C 末端部分携带 ASARM 域和 RGD 序列，C 末端部分具有参与调节间充质细胞的分化[37]、介导细胞黏附的功能。修复性牙本质的形成涉及牙髓内间充质细胞的分裂、迁移及分化，因此在这个过程中，DMP1 可能通过上述的作用参与了修复性牙本质的形成。

因此，DMP1 通过促进成牙本质细胞的分化、牙本质的形成和矿化，在修复性的牙本质生成过程中可能起着重要的作用。

四、DSP 在修复性牙本质生成过程中的作用

在牙齿中 DSPP 主要表达在成牙本质细胞和前成釉细胞。DSPP 在人及小鼠的基因研究明确了它在牙本质的矿化中的作用。

在人的基因研究中发现，DSPP 基因的突变常会导致人的牙本质发育不全或异常。在牙本质发育不全 II 型（DGI-II）和牙本质发育异常（Dentin dysplasia II）综合征中，已经鉴定到 DSPP 基因的突变。牙本质发育不全（DGI）是一种常染色体显性遗传病，主要影响牙本质的生物矿化，基于临床特征分为三个亚型，I 型最轻，III 型牙齿损害最重。DGI-I 型与骨生成缺陷相关，而更严重的 DGI-II 型和 DGI-III 型病变仅限于牙本质。乳光牙本质伴有牙髓腔闭锁，是 DGI-II 型的主要特征。DGI-III 型被称为壳状牙，在罩牙本质形成后牙本质不再发生矿化，这些牙齿表现为牙髓腔增大，牙本质磨耗容易导致暴露牙髓。

在动物研究中，DSPP 基因突变小鼠与人牙本质生成缺陷 III 的牙齿表现相似，牙髓腔增大，前期牙本质带增宽，矿物质减少以及牙髓暴露。电镜显示不规则的矿化前沿以及牙本质中缺少钙球体凝聚。在该基因缺失的牙本质中，增宽的前期牙本质带以及钙球体之间的空隙处，二聚糖和核心蛋白聚糖的表达升高。这两个蛋白表达升高与矿化缺陷区域密切相关，因此 Sreenath 等认为二聚糖和核心蛋白聚糖通过干涉钙球体的凝聚来影响牙本质的矿化，DSPP 在牙本质矿化过程中具有重要的作用，并潜在性地调节蛋白聚糖的水平。

因此，DSPP 对牙本质的生成至关重要。DSPP mRNA 翻译为单个蛋白 DSPP，在牙本质基质当中，它会裂解为两个多肽 DSP 和 DPP 的形式。DSP 最初被认为是牙本质特异性蛋白，后来发现它在骨及其他组织中也有表达，但表达的量极少。有研究认为[14]，DSP 可能参与牙本质矿化的启动。在牙本质中 DSP 表达丰富，Moses 等[38]发现 DSP 在反应性牙本质中有表达，但是表达的量比原发性牙本质中的少。本课题研究也同样观察到 DSP 在反应性牙本质中的表达。我们还发现 DSP 在修复性牙本质中也有表达，表达的量也比原发性牙本质中的少，因此，对于 DSP 表达情况，修复性牙本质和反应性牙本质相似。

Fransson[27]等在人的牙齿的牙髓切断后用氢氧化钙制剂或釉基质凝胶（一种釉质基质的衍生物）盖髓，来观察露髓表面硬组织的形成情况，他们观察到在使用这两种盖髓材料后在新形成的硬组织中有 DSP 和 I 型胶原的存在。在本研究中，我们观察了在修复性牙本质中 DSP 的表达，与 Fransson[27]等的结果一致。而且，在负责修复性牙本质生成的成牙本质细胞中有 DSPP mRNA 的表达，表达水平高于原发性牙本质下成牙本质细胞的表达，表明在病理情况下，新形成的成牙本质细胞中 DSPP 的转录水平增强。

对于 DSP 在修复性牙本质中表达的量减少，可能与炎症刺激时生长因子的变化有关。因为当牙髓组织遭受刺激时，新的成牙本质细胞的分化和许多生长因子的变化可能会导致细胞外基质蛋白生成的改变。生长因子作为增殖和分化的刺激因子和（或）抑制因子，具有调节信号传导的作用。生长因子通常通过细胞表面受体对许多细胞类型起作用，它们的效果根据他们的剂量、活化状态以及靶细胞的分化阶段而有所不同，并与其他的生物活性分子和细胞外基质相互起作用。许多生长因子例如 TGF-β、胰岛素样生长因子和骨形成蛋白，在胚胎时期的牙齿形态发生和成牙本质分化中有表达。

转化生长因子 β（TGF-β）在成熟的人牙中用免疫组化可以检测到表达[39]，而编码 TGF-β 的 mRNA 超家族在大鼠牙髓中有表达[40]。

转化生长因子 β1（TGF-β1）被认为是间充质源性细胞的调节因子，以及上皮层或神经外胚层来源的抑制因子[41]。它在成牙本质细胞的分化和牙本质的成熟过程中具有调节作用。TGF-β1 mRNA 在前成牙本质细胞和成牙本质细胞中都有表达。Berue-Kirn 等认为 TGF-β1 是牙本质细胞外基质中的一种活性组分，而细胞外基质与细胞生成、分化和基质的生物合成的调节相关。在牙釉质生成和牙本质生成的研究中发现，TGF-β1mRNA 在基质形成的起始表达上调，在牙生成的初期阶段为低水平表达。在牙齿发育的初期，TGF-β1 基因缺失小鼠的牙齿发生、形态发生以及细胞分化未受到影响。但在牙齿发育的晚期，由于 TGF-β1 的直接损失出现了明显的牙齿变化。由于牙釉质和其下面的牙本质的破坏或磨损，牙齿硬组织表现为进行性的减少。而且，在 TGF-β1 基因缺失小鼠与正常年龄相一致的小鼠相比，牙釉质和牙本质的矿化程度降低。在牙齿组织修复的过程中，TGF-β1 在反应性和修复性牙本质中的表达会升高[42]。

因此，TGF-β1 对于牙本质的形成以及修复都很重要。而研究表明 TGF-β1 变化可能会调节 DSPP 的表达。Thyagarajan 等[43]通过体内试验证明了由 TGF-β1 介导的 DSPP 的表达对于牙本质的矿化至关重要。过表达 TGF-β1 的转基因小鼠，表现出明显的牙齿矿化减少、牙本质形成缺陷，牙本质细胞外基质成分例如 I 型和 III 型胶原纤维增加，并在牙髓中有异常沉积，这些表现与遗传性人牙齿发育紊乱疾病（包括牙本质发育异常和牙本质发育不全）相似。并且 DSPP 作为牙本质发育不全 II 的候选基因，在转基因牙齿中的表达明显下调。体外研究表明，在成牙本质细胞中，TGF-β1 通过 Smad 会减少 DSPP（DSP 的前体）的表达。因此，在本研究中 DSP 在修复性牙本质中表达减少可能是由于 TGF-β1 的水平增加而导致的。

五、在修复性牙本质生成过程中 DMP1 和 DSPP 之间的相互作用

目前有研究认为，DMP1 和 DSPP 作为 SIBLING 蛋白的成员，在牙本质的生成和矿化过程中可能会相互影响[13, 34]。DMP1 基因缺失会导致牙本质生成和矿化的缺陷[36]。表型主要包括前期牙本质向牙本质成熟的部分失败、髓腔增大、前期牙本质带增宽伴有与牙本质壁变薄、矿物质过少、牙本质的矿化沉积速率减少三分之一以及牙本质小管系统的异常。这些小鼠的牙齿表现型与 DSPP 缺失小鼠的表现型相似，因此 Sreenath 等认为 DMP1 和 DSPP 可能参与相同的信号通路。而且，在 DMP1 基因缺失小鼠中会导致 DSPP 的变化，即有明显的 DSPP 的减少[34]。而且，Narayanan 等[13]通过体外研究表明，在成牙本质细胞的分化过程中，DMP1 进入到细胞核中，与 DSPP 启动子结合，并在成牙本质细胞中激活 DSPP 基因的转录。这些研究表明了 DMP1 可能调节 DSPP 的表达。

DSP 和 DMP1 在修复性牙本质和反应性牙本质中的表达相似，均低于原发性牙本质中的表达。因此，DSP 的减少也可能部分地归因于 DMP1 在该组织中的减少。

六、BSP 和 OPN 在修复性牙本质生成过程中的作用

BSP 和 OPN 在骨基质中有丰富的表达，而在生理条件下在原发性的牙本质中不表达[38]。BSP 和 OPN 在 HA 晶体的形成和生长中具有重要作用[4, 21]。其中，BSP 具有双向的作用。作为成核剂，它在最初的 HA 晶体的形成以及后来起成核的作用，在随后的矿物质在胶原基质上生长，BSP 在指导晶体形成时起抑制作用[4]。OPN 是在 HA 形成和生长时起抑制剂的作用[21]。在本实验中，BSP 和 OPN 在原发性的牙本质中也没有表达，但在反应性牙本质和修复性牙本质中可以检测到。说明修复性和反应性牙本质的形成时，这两个蛋白在指导 HA 晶体的形成中起作用。

由于 BSP 和 OPN 在骨基质中含量丰富，我们观察到它们在初期形成的修复性牙本质中表达，表明了最初形成的修复性牙本质具有某些骨样的特征。BSP 和 OPN 在修复性牙本质中的表达，还伴随着包含有内陷细胞的基质样结构，这些表明成牙本质细胞，在外科创伤的影响下，

可能以非常快的速度试图生成一种硬组织来保护细胞不受外界有害的刺激。另外，在早期形成的修复性牙本质中（即接近窝洞制备的区域），BSP 和 OPN 的表达明显，然而在后期形成的修复性牙本质中（即接近牙髓的位置），这两种蛋白检测到的量很少。表明了在后期阶段的成牙本质细胞稳定地分泌基质并矿化，生成牙本质样的组织结构。

　　除了 BSP 和 OPN 在 HA 晶体的形成和生长中的直接作用外，它们还可以通过它们的细胞黏附域如 RGD 序列来调节细胞和基质间的相互作用[44]。本研究结果显示，BSP 和 OPN 在修复性牙本质生成过程中基质形成的早期阶段有表达，可能由于这两个蛋白在最初时参与调节新分化的成牙本质细胞向新形成的牙本质基质的黏附。OPN 除了在生物矿化过程中的有作用，它也参与炎症过程，据报道在炎症牙髓中有 OPN 阳性细胞存在[45]。本实验中，在盖髓后一周的损伤部位 OPN 的较强信号，也可能部分归因于外科创伤引起的炎症过程。

　　综上所述，修复性牙本质与反应性牙本质在形态结构及 SIBLING 蛋白的表达方面都很相似。这表明新分化的成牙本质细胞（生成修复性牙本质）与已存在的成牙本质细胞（生成反应性牙本质）在对外界毒性刺激的反应中具有相似的反应机制。DMP1、DSP、BSP 和 OPN 在修复性牙本质中的表达，说明它们参与修复性牙本质的形成及矿化。因此，在修复性牙本质中 SIBLING 蛋白质的表达说明了在受到损伤刺激时，新分化的成牙本质细胞在生成牙本质生成相关蛋白的过程中有所调节，从而形成修复性的牙本质来保护牙髓。

七、总　　结

　　修复性牙本质与反应性牙本质在形态结构及 SIBLING 蛋白质的表达方面都很相似。与原发性牙本质相比，修复性牙本质的小管结构不规则且数目少，SIBLING 蛋白的表达也不同。

　　DMP1 和 DSP 参与修复性牙本质的形成，它们表达的减少可能与牙本质小管数目少有关。DSP 的表达可能还受其他因素的影响，包括生长因子及 DMP1 的作用。

　　BSP 和 OPN 可能通过参与 HA 的形成以及调节新分化的成牙本质细胞向新形成的牙本质基质的粘附来参与早期的修复性牙本质的生成。另外，OPN 的表达也可能与盖髓早期的炎症相关。

参 考 文 献

[1] Tummers M，Thesleff I. The importance of signal pathway modulation in all aspects of tooth development. J Exp Zool Mol Dev Evol，2009，312 B（4）：309-319.

[2] Butler W T，Brunn J C，Qin C. Dentin extracellular matrix（ECM）proteins. Comparison to bone ECM and contribution to dynamics of dentinogenesis. Connect Tissue Res，2003，44 Suppl 1：171-178.

[3] Goldberg M，Smith A J. Cells ans extracelullar matrices of dentin and pulp: a biological basis for repair and tissue engineering. Crit Rev Oral Biol Med，2004，15（1）：13-27.

[4] Qin C，Baba O，Butler W T. Post-translational modifications of sibling proteins and their roles in osteogenesis and dentinogenesis. Crit Rev Oral Biol Med，2004，15（3）：126-136.

[5] Sodek J，Ganss B，McKee M D. Osteopontin. Crit Rev Oral Biol Med，2000，11（3）：279-303.

[6] Ganss B，Kim R H，Sodek J. Bone sialoprotein. Crit Rev Oral Biol Med，1999，10（1）：79-98.

[7] Prasad M，Butler W T，Qin C. Dentin sialophosphoprotein in biomineralization. Connective Tissue Research，2010，51（5）：404-417.

[8] Narayanan K，Srinivas R，Ramachandran A，et al. Differentiation of embryonic mesenchymal cells to odontoblast-like cells by overexpression of dentin matrix protein 1. Proceedings of the National Academy of Sciences，2001，98（8）：4516-4521.

[9] Fen J Q, Zhang J, Dallas S L, et al. Dentin matrix protein 1, a target molecule for Cbfa1 in bone, is a unique bone marker gene. J Bone Miner Res, 2002, 17 (10): 1822-1831.

[10] He G, Dahl T, Veis A, et al. Nucleation of apatite crystals in vitro by self-assembled dentin matrix protein 1. Nature Materials, 2003, 2 (8): 552-558.

[11] Tartaix P H, Doulaverakis M, George A, et al. In vitro effects of dentin matrix protein-1 on hydroxyapatite formation provide insights into in vivo functions. J Biol Chem, 2004, 279 (18): 18115-18120.

[12] Gajjeraman S, Narayanan K, Hao J, et al. Matrix macromolecules in hard tissues control the nucleation and hierarchical assembly of hydroxyapatite. Journal of Biological Chemistry, 2007, 282 (2): 1193-1204.

[13] Narayanan K, Gajjeraman S, Ramachandran A, et al. Dentin matrix protein 1 regulates dentin sialophosphoprotein gene transcription during early odontoblast differentiation. Journal of Biological Chemistry, 2006, 281 (28): 19064-19071.

[14] Suzuki S, Sreenath T, Haruyama N, et al. Dentin sialoprotein and dentin phosphoprotein have distinct roles in dentin mineralization. Matrix Biol, 2009, 28 (4): 221-229.

[15] Suzuki S, Haruyama N, Nishimura F, et al. DSPP effects on in vivo bone mineralization. Bone, 2008, 43 (6): 983-990.

[16] Saito T, Arsenault AL, Yamauchi M, et al. Mineral induction by immobilized phosphoproteins. Bone, 1997, 21 (4): 305-311.

[17] Jadlowiec J A, Zhang X, Li J, et al. Extracellular matrix-mediated signaling by dentin phosphophoryn involves activation of the Smad pathway independent of bone morphogenetic protein. J Biol Chem, 2006, 281 (9): 5341-5347.

[18] Alvares K, Kanwar YS, Veis A. Expression and potential role of dentin phosphophoryn(DPP)in mouse embryonic tissues involved in epithelial-mesenchymal interactions and branching morphogenesis. Dev Dyn, 2006, 235 (11): 2980-2990.

[19] Sugars R V, Olsson M L, Waddington R, et al. Substitution of bovine dentine sialoprotein with chondroitin sulfate glycosaminoglycan chains. Eur J Oral Sci, 2006, 114 (1): 89-92.

[20] Malaval L, Monfoulet L, Fabre T, et al. Absence of bone sialoprotein (BSP) impairs cortical defect repair in mouse long bone. Bone, 2009, 45 (5): 853-861.

[21] Boskey A L, Spevak L, Paschalis E, et al. Osteopontin deficiency increases mineral content and mineral crystallinity in mouse bone. Calcif Tissue Int, 2002, 71 (2): 145-154.

[22] Rowe P S, Garrett I R, Schwarz P M, et al. Surface plasmon resonance (SPR) confirms that MEPE binds to PHEX via the MEPE-ASARM motif: a model for impaired mineralization in X-linked rickets (HYP). Bone, 2005, 36 (1): 33-46.

[23] Six N, Septier D, Chaussain-Miller C, et al. Dentonin, a MEPE fragment, initiates pulp-healing response to injury. J Dent Res, 2007, 86 (8): 780-785.

[24] Haruyama N, Sreenath T L, Suzuki S, et al. Genetic evidence for key roles of decorin and biglycan in dentin mineralization. Matrix Biol, 2009, 28 (3): 129-136.

[25] D'Souza R N, Bachman T, Baumgardner K R, et al. Characterization of cellular responses involved in reparative dentinogenesis in rat molars. J Dent Res, 1995, 74 (2): 702-709.

[26] 陈智, 樊明文, 张旗, 等. Ⅰ型和Ⅲ型胶原在修复性牙本质形成中的免疫定位. 实用口腔医学杂志, 2000, 16(5): 338-340.

[27] Fransson H, Petersson K, Davies J R. Dentine sialoprotein and collagen I expression after experimental pulp capping in humans using emdogain gel. Int Endod J, 2011, 44 (3): 259-267.

[28] Kuratate M, Yoshiba K, Shigetani Y, et al. Immunohistochemical analysis of nestin, osteopontin, and proliferating cells in the reparative process of exposed dental pulp capped with mineral trioxide aggregate. J Endod, 2008, 34 (8): 970-974.

[29] Sun Y, Gandhi V, Prasad M, et al. Distribution of small integrin-binding ligand, N-linked glycoproteins (SIBLING) in the condylar cartilage of rat mandible. Int J Oral Maxillofac Surg, 2010, 39 (3): 272-281.

[30] Zhu Q, Gibson M P, Liu Q, et al. Proteolytic processing of dentin sialophosphoprotein (DSPP) is essential to dentinogenesis. J Biol Chem, 2012, 287 (36): 30426-30435.

[31] Wang X, Wang S, Lu Y, et al. FAM20C plays an essential role in the formation of murine teeth. J Biol Chem, 2012, 287 (43): 35934-35942.

[32] Silva A F, Tarquinio S B C, Demarco F F, et al. The influence of haemostatic agents on healing of healthy human dental pulp tissue capped with calcium hydroxide. International Endodontic Journal, 2005, 39 (4): 309-316.

[33] Sloan A J，Smith A J. Stem cells and the dental pulp：potential roles in dentine regeneration and repair. Oral Dis，2007，13（2）：151-157.

[34] Ye L，Mishina Y，Chen D，et al. Dmp1-deficient mice display severe defects in cartilage formation responsible for a chondrodysplasia-like phenotype. J Biol Chem，2005，280（7）：6197-203.

[35] Bonewald L F. Mechanosensation and transduction in osteocytes. Bonekey Osteovision，2006，3（10）：7-15.

[36] Lu Y，Ye L，Yu S，et al. Rescue of odontogenesis in DMP1-deficient mice by targeted re-expression of DMP1 reveals roles for DMP1 in early odontogenesis and dentin apposition in vivo. Dev Biol，2007，303（1）：191-201.

[37] Chaussain C，Eapen A S，Huet E，et al. MMP2-cleavage of DMP1 generates a bioactive peptide promoting differentiation of dental pulp stem/progenitor cell. Eur Cell Mater，2009，18：84-95.

[38] Moses K，Butler W T，Qin C. Immunohistochemical study of SIBLING proteins in reactionary dentin of rat molars at different ages. Eur J Oral Sci，2006，114（3）：216-222.

[39] Piattelli A，Rubini C，Fioroni M，et al. Transforming growth factor-beta 1（TGF-beta 1）expression in normal healthy pulps and in those with irreversible pulpitis. Int Endod J，2004，37（2）：114-119.

[40] Nakashima M，Toyono T，Murakami T，et al. Transforming growth factor-beta superfamily members expressed in rat incisor pulp. Arch Oral Biol，1998，43（9）：745-751.

[41] Massague J. The transforming growth factor-beta family. Annu Rev Cell Biol，1990，6：597-641.

[42] Laurent P，Camps J，About I. Biodentine TM Induces TGF-β 1 release from human pulp cells and early dental pulp mineralization. Int Endod J，2012，45（5）：439-448.

[43] Thyagarajan T，Sreenath T，Cho A，et al. Reduced expression of dentin sialophosphoprotein is associated with dysplastic dentin in mice overexpressing transforming growth factor-β 1 in teeth. J Biol Chem，2001，276（14）：11016-11020.

[44] Bellahcene A，Bonjean K，Fohr B，et al. Bone sialoprotein mediates human endothelial cell attachment and migration and promotes angiogenesis. Circ Res，2000，86（8）：885-891.

[45] Jegat N，Septier D，Veis A，et al. Short-term effects of amelogenin gene splice products A+4 and A-4 implanted in the exposed rat molar pulp. Head Face Med，2007，3：40.

第四章

非胶原蛋白 KLK4 和 CTSC 在牙齿釉质发育过程中的表达

第一节 概 述

牙釉质是牙齿表面高度矿化的组织，它的发育可分为两个主要时期，即分泌期和成熟期。在分泌期，成釉细胞合成和分泌大量的釉质基质蛋白，在成熟期成釉细胞又分泌一些蛋白酶来降解这些基质蛋白，移走细胞外基质蛋白及碎屑，从而使一些无机离子沉积在釉质中，以便釉质中的晶体逐渐生长，形成足够宽度和厚度，大约95%的釉质基质在这阶段形成。为了明确各时期的蛋白含量，了解釉质发育的进程，有学者使用梯度凝胶准确地分离并鉴别出许多蛋白，通过蛋白质组学分析发现分泌期时釉质蛋白含量较高，成熟期蛋白含量明显变低[1]。在釉质发育过程中釉质蛋白的分泌，降解和后期羟磷灰石晶体的沉积都很关键。在细胞外基质中，由于蛋白酶的降解作用，矿物质不断沉积，晶体不断生长，它们之间的相互作用决定了釉质的形成过程。要了解与矿化有关的分子机制，对这些蛋白酶的了解和认识是必需的。

一、KLK4 简述

（一）KLK4 的结构

目前人们对于KLK4结构的研究主要源于克隆人和鼠的KLK4基因研究，不同物种的KLK4基因结构相似。人类 KLK4 基因位于染色体 19q13.33-q13.41 上，在染色体 19 的长臂尖端处有大量成簇的激肽缓释酶，并由此而命名[2]。KLK4 最初分泌时是一个具有 230 个氨基酸的酶原形式，能在氨基酸末端降解 6 个前肽残基，从而产生由 6 个二硫键加强，224 个氨基酸组成的有活性的蛋白[3]。人 KLK4 和猪、鼠 KLK4 的蛋白结构域一样，但是糖基化位点不同。猪和鼠有 3 个潜在的 N-聚糖黏附位点（猪：Asn104、Asn139 和 Asn184，鼠：Asn93、Asn139 和 Asn184），人只有一个潜在黏附位点（Asn139）。人重组 KLK4 蛋白是非糖基化的，同活化的猪和鼠 KLK4 蛋白相比很快就会失去活性，而猪和鼠去糖基化后也很快会失去活性，因此糖基化对 KLK4 的稳定非常重要[4]。它的糖基化能够影响蛋白的构造、稳定和溶解度，能防止蛋白水解，能影响蛋白-蛋白和蛋白-矿物质之间的相互作用。

（二）KLK4 的表达

对于 KLK4 的表达，学者们应用一种基因靶向小鼠来检测，即将一种 Lacz 靶向报告基因作为小鼠的核定位信号插入正常 KLK4 转录开始位点，然后通过报告基因的表达来分析 KLK4 表达的位点。通过这种方法，学者们对 KLK4[5]在发育中的牙齿和非牙组织上的表达进行比较，

KLK4 在牙齿釉质发育的过渡期和成熟期都有表达，而且在成熟期的表达比其他任何软组织都要明显。在健康成人的非牙体组织中，只有下颌下腺的分泌管和前列腺上皮的小斑块中有明确表达，在肾脏、睾丸、卵巢、输卵管中完全未见 KLK4 表达。由于 KLK4mRNA 在非牙体组织的表达不明显，有学者又使用 PCR 实验方法来进一步明确 KLK4[6]的表达，在实验中发现卵巢、下颌下腺中表达明显，在前列腺和精液提取物中 KLK4 表达较弱，在其他组织中未见明显表达。这些关于 KLK4 在人体组织中的表达情况的研究，为之后的研究者们对于很多疾病的进程和病因的研究奠定了一定基础，开拓了新的思路。

（三）KLK4 的功能

为了明确 KLK4 的功能，许多学者使用 KLK4 基因敲除的小鼠进行研究。Bartlett 等学者发现在 KLK4[7]基因敲除的小鼠牙齿中，釉质形成的机制是各种蛋白成分首先形成一个支架，然后 KLK4 逐渐移走支架以便微晶进入，最后形成坚硬的釉质，在此过程中，KLK4 主要功能是降解蛋白。为了进一步明确 KLK4 在蛋白降解级联反应中的作用，学者们还为此进行了许多研究。Yamakoshi 等学者发现，在 KLK4[8]基因敲除的小鼠内，MMP20 的活性比健康小鼠时间长些，说明 KLK4 在体内可能灭活 MMP20。Cho A 等学者对几种基因敲除的小鼠进行形态学比较发现，KLK4[9]基因敲除的小鼠和转化生长因子-β（TGF-β）基因敲除的小鼠一样，出现了相似的釉质缺损,这说明 KLK4 和 TGF-β 通路可能相关,实验中观察到在釉质成熟期早期 TGF-β 缺失时 KLK4 大量下降，但是基质中蛋白的 mRNA 含量并没有增加，这也说明 TGF-β 没有直接作用于这些结构蛋白，只是通过类似 KLK4 这样的蛋白酶影响他们的进程。Kazuhiko 等学者也表明 TGF-β1 能够影响 KLK4[10]的表达，并且在釉质发育过程中使用氟离子干预，发现氟离子能够同时降低 KLK4 的表达和 TGF-β1 的表达，这也说明 F 离子能够通过降低 TGF-β1 的表达从而降低 KLK4 的表达，使得蛋白含量比正常釉质少很多，易于出现牙体磨损。也有学者发现在骨形态发生蛋白 2（Bmp2）基因敲除的小鼠中，KLK4[11]的表达明显减少，釉质的矿化程度较低，釉质的形成受到障碍，牙齿形态异常，而外源性的 Bmp2 能上调 KLK4 在组织中的表达，加强釉基质中蛋白的输出。除此之外，Zerrin 等学者对 295 名儿童进行早期儿童龋坏的横断面分析，对 10 个基因的危险指数和保护指数的多变量分析，发现 KLK4[12]是一个保护因素，优势率约为 4%～5%。KLK4 对于釉质发育的影响是肯定的，但是其作用通路还需要我们继续研究，并且它对于龋病的影响也是需要进一步的实验证明。

（四）KLK4 的活化

一般而言，激肽缓释酶类蛋白酶都是作为前体或者不活跃的酶原被分泌的，只有通过释放 N 端前肽来激活酶原，才能发挥其蛋白水解作用，这在他们的功能中是一个关键步骤，KLK4 在体内是怎样被激活的一直是大家研究的重点。KLK4 的酶原在釉基质中未被发现，因此，在釉质发育过程中需要别的酶类去激活它。Yamakoshi 等学者发现在 MMP20 基因敲除小鼠内 KLK4[8]也是活跃的，这说明 KLK4 能被除 MMP20 外的其他酶类激活。由于组织蛋白酶 C（CTSC）能够激活颗粒酶和丝氨酸蛋白酶，且在体内广泛表达，有学者通过 Vickers 微硬度测试比较 CTSC[13]基因敲除小鼠和健康小鼠的釉质硬度，证实了缺少 CTSC 的小鼠的釉质硬度明显较软，在体外研究中亦发现 CTSC 能够激活 KLK4，因此 CTSC 是釉质成熟期最可能激活 KLK4 的酶类，其激活的位点，途径仍需要学者们进一步研究。

二、KLK4 与相关疾病

（一）KLK4 与釉质发育不全

由于 KLK4 在釉质发育过程中的重要性，它的变异可以引起常染色体隐性釉质发育不全（AI）中的成熟不全。目前发现两种变异。第一种变异是发生在 KLK4 上行的变异，即催化区的无义变异，色氨酸残余完全被保存在鼠和猪的 KLK4 区域，这段变异基因的表达会导致一段催化三分子（His76，Asp116，Ser207）的 101 个蛋白组成的截短蛋白丢失，这个纯合子类型的变异会使乳牙和恒牙列都受到影响，患牙呈棕黄色，对冷热敏感，釉质厚度正常，但是 X 线显示釉质的不透明度比下部的牙本质只有轻微的增加，这说明釉质的矿物质含量变少。第二种 KLK4 变异是最近使用外显子测序时发现的，而该外显子测序在患者的一对等位基因上鉴别出单核苷酸缺失，这个移码突变是发生于五个外显子中的第三个，因此这种变异的 KLK4 转录可能会因无义介导的衰减而变异。如果能介导，突变蛋白也可能会失去催化三因子，对比之前发现的 KLK4 变异导致失去催化三分子，此患牙所显示出的形态正常[14]。但是，釉质发育不全病例中 KLK4 是否还有其他类型的变异仍需要不断去研究。

（二）KLK4 与肿瘤

基质中的蛋白酶能通过基质和非基质成分直接控制和调节肿瘤存在的微环境，从而间接影响肿瘤细胞的生长、凋亡、血管生长、侵袭和转移。这种与肿瘤相关的蛋白水解酶有很多，其中包括 KLKs 家族。许多生殖器肿瘤如子宫内膜上皮、卵巢等组织中都发现 KLK4 过表达，并且在转移部位也出现过表达[15]。Kontos CK 等发现 KLK4[16]是 HT-29 结直肠腺癌细胞的蛋白酶激活受体（PAR1）的内源性催化剂，能诱导 PAR1 信号通路和后来的 FRK1/2 激活。KLK4 的 mRNA 与 DUKES 分级，肿瘤侵袭，大小和组织学分级密切相关，其存活率的分析也证实了 KLK4 的 mRNA 表达是结肠直肠恶性腺癌的一个不利预后的标志物，提示着较低的生存率。最近 Petros Papagerakis 等学者还发现在口腔鳞状细胞癌细胞系有较高的侵袭和转移潜能时 KLK4[17]呈高表达，而使用 SiRNA 抑制剂的细胞系中，癌细胞的侵袭潜能会受到抑制，并且在一些后期出现复发或者转移的原发性肿瘤中 KLK4 的表达尤为强烈。在喉部鳞状细胞中 Emmanouela Foteinou 等学者研究了低 KLK4[18]mRNA 的诊断和预后作用，显示低 mRNA 预示了较低的生存期，并且与肿瘤的组织学分级，大小和 TNMT 阶段无关。学者们还发现根据 Kaplan-Meier 生存分析，即使在高分化肿瘤和 TNM 早期阶段，低 KLK4mRNA 也预测了肿瘤的短期复发。综上可见，KLK4 可作为许多肿瘤的潜在标志物，预示着肿瘤的组织学分级，转移和预后等方面，甚至可以作为某些肿瘤预后的独立标志物。

三、CTSC 简述

（一）CTSC 的结构

CTSC 也称为二肽基肽酶 I，是一种溶酶体类半胱氨酸蛋白酶，属于半胱氨酸肽酶中番木瓜蛋白酶家族中的一员。CTSC 由位于染色体 11q14-21 的长臂端的 CTSC 基因编码，由 463 个氨基酸组成，总长度约 47kb，包含 7 个外显子和 6 个内含子，总分子量约 200kd。CTSC 的结构是特殊的，是由四个相同的亚基通过非共价键相连接，其重链和轻链形成一个木瓜酶样结构，包含着两个域，在他们相连处有一个还有活性部位，此部位有一个二硫键的结构和糖基化位点，也是番木瓜家族是独特的能够发挥肽链内切酶活性的重要位点[19]。

（二）CTSC 的功能

CTSC 是溶酶体降解大军中的一员，具有肽链内切酶和二肽羧基肽酶活性，它的作用方式主要有二种，一是通过内吞或者自噬作用降解蛋白，二是由于它独特的二肽基肽酶活性，能够移走各种蛋白基质中的 N 端二肽[20]，从而激活各种颗粒状丝氨酸，例如：中性粒细胞的中的各种蛋白酶（蛋白酶 3、弹性蛋白酶、组织蛋白酶 G）和 NSP-4、肥大细胞、细胞毒性 T 淋巴细胞和自然杀伤细胞[21]。为了能够更加详细的了解 CTSC 的功能，许多学者进行了大量的研究，Liu W 等学者在实验中发现嗅质蛋白（OLFM4）能抑制 CTSC[22]活性，在 OLFM4 蛋白敲除小鼠中，其中性粒细胞中 CTSC 活性明显高于正常组，三种需要它激活的蛋白（弹性蛋白酶、组织蛋白酶 G、蛋白酶 3）表达也明显增高，这说明了通过限制 CTSC 活性能够进而影响中性粒细胞中蛋白酶含量从而降低其杀菌功能。在最近的研究中，Sørensen 等学者在 PLS 病人的牙周组织中，通过蛋白组分析发现中性粒细胞中几种主要的丝氨酸蛋白酶（组织蛋白酶 G、弹性蛋白酶、蛋白酶 3）缺失，使得这个病人的中性粒细胞不能产生胞外菌网（NETs）和内源性抗菌肽 hCAP-18，这说明了 CTSC 变异影响影响了基质中正常的蛋白代谢，阻断了丝氨酸蛋白酶的降解过程，继而影响人体的免疫功能[23]。因此，对于 CTSC 的蛋白降解过程的了解，能够有助于我们更好地认识许多免疫系统疾病的病因和进程。

四、CTSC 与相关疾病

（一）CTSC 与 PLS 和 HMS

目前对于 CTSC 的研究，许多是和掌跖角化–牙周破坏综合征（Papilon-Lefvre syndrome，PLS），高迁移率综合征（hypermobility sydrome，HMS）这两种疾病相关的。这两种疾病的共同点就是患者都有严重的牙周病，对 CTSC 活性降低和牙周疾患的关系，EickS 等学者发现 CTSC[24]的活性降低会导致牙龈中抗菌肽 LL-37 的缺乏，而 LL-37 的缺乏造成牙周内伴放线杆菌的感染，从而产生许多严重的牙周疾病。由于 CTSC 前体和成熟 CTSC 可能存在肾脏和膀胱上皮细胞中，Hamon Y 应用酶学和免疫组织化学方法分析了健康人和 PLS 病人的尿液，研究发现 PLS 病人尿液中 CTSC[25]数量明显缺少，这对于早期诊断 PLS 具有价值。

在遗传学上，许多研究已经发现 CTSC 是 PLS 和 HMS 的致病基因，在已经发现的 75 种变异中，99%与 PLS 有关，只有 4%与 HMS 有关，有 3 种变异（c.145C/T，p.Gln49X，c.857A/G，p.Gln286Arg 和 c.1357A/G，p.Ile453Val）同时存在于两种疾病。也有学者通过基因筛选发现两个疾病的病人在第五个外显子 p.Arg250X 上有同样的纯合子无义变异，单体型分析也显示两个病人有同样的单体型变异[26]。CTSC 基因显示较高的等位基因异质性，PLS 患者的 CTSC 基因变异中有 68%是纯合子变异，而这些纯合子变异中 50%属于错义突变，25%是无义突变，23%是移码突变，2%是其他类型的变异，在一例中国 PLS 儿童的病例中，Wu W 等学者还发现一段长约 110kb 的缺失，缺失部位包括启动子部分和基因的外显子 1-5Chr11：88032292：88142997（NC_000011），还有一部分无义变异[27]。因此，在这两种疾病中，对于 CTSC 基因变异位点的研究具有很重要的指导意义。

（二）CTSC 与肿瘤

同别的蛋白酶相似，CTSC 能够调节肿瘤存在的微环境，影响肿瘤周围皮肤，血管生成，Ruffell B 等学者使用在内皮细胞趋化性实验发现，在真皮或间质的成纤维细胞和骨髓来源细胞中，CTSC[28]表达增加，在口腔，鼻咽，甲状腺头颈，舌等部位的鳞癌中，CTSC 呈明显的高表达，能够加速肿瘤的恶性化进程，这提示我们在临床中加入 CTSC 抑制剂可能能够阻止一些基质原性肿瘤血管生成，减慢肿瘤发病速度。除此之外，研究小儿脑部肿瘤的学者发现，CTSC[29]是一种上调基因，在毛细胞星形细胞瘤，恶性胶质瘤，髓母细胞瘤中呈高表达，在室管膜细胞瘤中表达不明显，这也为小儿脑部肿瘤的研究提供了一个新的方向。

（三）CTSC 与其他疾病

由于 CTSC 的蛋白水解作用，它在其他疾病也有相应作用，Moghaddasian M 等学者已经证实了在肺部慢性炎症病人的肺液中，中性粒细胞分泌大量 CTSC[30]，分解细胞外基质蛋白，激活多种炎性细胞因子，导致肺部慢性炎症性损害。同样的，有学者发现肺泡巨噬细胞和肥大细胞来源的 CTSC 能分裂细胞外基质蛋白，例如纤连蛋白和胶原蛋白Ⅰ、Ⅱ、Ⅳ，使得气道结构发生变化，这表明了 CTSC 在慢性气道疾病中的进程中起到重建功能。此外，在脉管组织中 CTSC 作为纤溶酶原和凝血酶调节器的作用也被提及，Tchougounova E 等学者发现，在动脉粥状硬化病例中，增加动脉中 CTSC[31]的表达上调了动脉粥状硬化的风险，而它的减少使得低密度脂蛋白降低，减轻了动脉粥状硬化的程度，这也为心血管疾病的治疗提供了一定的参考，同时也为一些慢性免疫系统疾病的调节展开一个新的思路。

在牙釉质发育过程中，KLK4 与 CTSC 参与的蛋白降解机制是一个多种酶类参与复杂的过程，有许多假说还需要不断去证实，在其他各类疾病的进程中它们的具体作用也有待不断研究，相信随着科学技术的发展和深入的学术研究，这些问题都会得到好的解决。

第二节　实验过程和方法

牙的发育是一个复杂长期的生物学过程，包括上皮细胞和间充质细胞的相互作用、细胞分化、形态发生、组织矿化和牙萌出。它的发育最初源于牙源性上皮细胞和神经嵴来源间充质细胞的相互作用，许多生物分子像生长因子、转录因子、细胞外基质分子都参与调节牙的形态和细胞分化。许多信号通路都在牙的发育过程中起作用，这些复杂的信号通路还有许多地方等待学者们去研究。

釉质是牙齿中最先发育的组织，它是覆盖于牙冠的高度矿化的硬组织，它是全身唯一无细胞性，由上皮细胞分泌继而矿化的组织，而且其基质由单一的蛋白质构成而不含胶原。在成熟釉质中蛋白含量极少，95%是羟磷灰石晶体，这个结构是成釉细胞通过控制基质中的蛋白成分来严格控制的。早期釉基质中存在大量的基质蛋白，它的存在有利于维持新形成的羟磷灰石晶体的结构，避免其过度增长，在釉质生长的过渡期和成熟期，基质中的蛋白成分会逐渐被蛋白酶分解，羟磷灰石晶体沉积，形成矿化的釉基质。

釉质发育的全过程都是受基因调控的，相关基因的变异常常会造成一些釉质发育不全类遗传性疾病，使得牙齿出现颜色、形状和质地的变化，对于这类疾病的研究必须了解在釉质发育过程中起关键作用的酶类，在釉质发育的分泌期和成熟期，有多种酶类在其中表达，并且行使不同功能。而在釉质的成熟期，分解蛋白成分的主要酶类就是 KLK4，它能够降解基质中的蛋白成分，并且把它们分解为细小的多肽成分[32]。许多学者研究了与之相关的多种蛋白，但是对于它的信号通路，它在蛋白降解过程中的具体功能仍有许多未解之处。

实验通过观察 KLK4 与 CTSC 在小鼠釉质发育过程中的表达，来探讨它们在釉质发育过程中可能发挥的作用，以及两者在釉质在发育过程中的相关性，为一些釉质发育不全类疾病的病因提供一定的理论依据，希望为这类疾病的治疗提供新的治疗方向。

一、实　验　材　料

（一）标本采集

购买近交系小鼠 C57，雌雄数只，合笼繁殖后，选取孕 16d（前日晚 6 时雌雄同笼，第二日清晨出现阴栓者为 0 天）胎鼠 3 只及出生后 1d、5d、7d、9d、11d、14d 仔鼠各三只，分离并切取含下颌第一磨牙及切牙的下颌骨。胎鼠及出生后 1d、5d、7d 小鼠在活体上直接取材，出生后 9d、11d、14d 小鼠在 10% 水合氯醛腹膜内麻醉下完成，所有小鼠均在哈尔滨医科大学动物中心喂养。

（二）主要试剂

抗 KLK4 多克隆抗体，兔源，浓度 1∶100；抗 CTSC 单克隆抗体，鼠源，浓度 1∶50；SV0002-兔 IgG 两步法免疫组化检测试剂盒；SV0001-小鼠 IgG 两步法免疫组化检测试剂盒；牛血清

（三）其他试剂

多聚甲醛、乙二胺四乙酸二钠、防脱多聚赖氨酸载玻片、甲醛、伊红、苏木素、无水乙醇、二甲苯、氯化钠、DAB 显色剂、柠檬酸缓冲液（0.01mol/L，pH6.0）、PBS 缓冲液（0.01mol/L，pH7.3）

（四）主要仪器

包埋机、切片机、光学显微镜、显微镜照相系统、生物组织烤片机、冰箱
其他：染色缸、盖玻片、吸水纸、微波炉等。

二、实　验　方　法

（一）取材及石蜡切片的制备

1. 取材　按时期不同分别取材，孕 16d 胎鼠、出生后 1d、5d、7d 小鼠，在活体中直接分离并切取含有切牙和第一磨牙的下颌骨，出生后 9d、11d、14d 小鼠，用 10% 水合氯醛（300mg/kg）进行腹膜内麻醉，使用灌流泵经心脏灌流固定，将 37℃ 温生理盐水自小鼠左心室处灌注，从右心室流出，待流出液体清亮时使用 4% 多聚甲醛灌注固定，待固定完成后取含第一磨牙的下颌骨。

2. 固定　将标本放入 4% 多聚甲醛中 24h，以便固定其中的蛋白质，维持细胞的原始形态。

3. 脱钙　标本置于流水下冲洗 30min，放入 8% 乙二胺四乙酸二钠中脱钙 10～20d，每二天更换脱钙液，脱钙完全方可，以利于后期的实验操作。

4. 脱水透明　标本置于流水下冲洗 15min 后，将组织修整为 2～3mm 厚度，依次放入梯度酒精和二甲苯中，以脱去组织块中的水分和酒精。

5. 浸蜡包埋　先将组织块放入铁质器皿中，然后将融化后的石蜡倒入器皿，待石蜡冷却凝固成块后即完成包埋。

6. 切片　用切片机将蜡块切成 4～5μm 连续的薄片，经热水烫平后转贴到载玻片上，放入 45℃ 恒温箱中烘干，再将温度升至 70℃ 过夜。

（二）免疫组织化学染色法

1. 脱蜡　将载玻片放入二甲苯 I、二甲苯 II、二甲苯 III 中，依次浸泡 10min，完成脱蜡。

2. 水化 将载玻片依次放入100%无水酒精、95%酒精、90%酒精、85%酒精、80%酒精各10min进行水化处理。

3. 阻断内源性过氧化物酶 组织脱蜡、水化处理之后，蒸馏水浸泡2次，3min/次，然后放入新鲜配制的3%过氧化氢中浸泡，室温下孵育10min，以阻断内源性过氧化物酶的活性。

4. 抗原修复 阻断完成后，将载玻片放入蒸馏水中浸泡3次，2min/次，后浸入修复液中，将其放入微波炉中，高热2min，低热5min，修复期间需要查看液体量要在载玻片之上，取出后自然冷却至室温，其后浸入蒸馏水2次，3min/次，PBS液浸泡3次，5min/次。

5. 封闭 将载玻片擦干后浸入湿盒，滴加封闭剂（牛血清），室温下孵育20min，以便排除异种抗原的干扰，阻断非特异性背景着色。

6. 滴加一抗 打开湿盒，甩去封闭剂，边缘擦干后冲洗置入湿盒，滴加一抗（KLK4抗体，CTSC抗体）于载玻片上，4℃恒温箱中过夜。第二日清晨，将湿盒取出，室温下放置20min后，将载玻片置入PBS液冲洗3次，5min/次。

7. 滴加二抗 擦干载玻片，置于湿盒，滴加二抗（阴性对照片滴加PBS液），室温下孵育20min。

8. DAB显色 孵育结束后，PBS液冲洗3次，5min/次，除去PBS液，擦干载玻片，滴加新鲜配制的DAB溶液显色，显微镜下观察。

9. 复染 用流动水将载玻片冲洗2min后，蒸馏水冲洗10min，入苏木素中10s，自来水冲洗，在显微镜下掌握染色程度。

10. 脱水、透明 在自来水中浸泡10min后，蒸馏水冲洗1次，后将载玻片依次置于80%酒精、85%酒精、90%酒精、95%酒精、100%无水酒精各3min脱水，二甲苯Ⅰ、二甲苯Ⅱ中各5min透明。

11. 封片 透明后，中性树胶封固，70℃烤箱中烤片48h后，显微镜下观察。

（三）免疫组化判定标准

结果判定采用双盲法，在100倍和200倍视野下分别观察各个时期的切片，根据细胞染色深浅划分为强阳性、阳性、弱阳性和阴性，颜色为棕黄色者为强阳性、黄色者为阳性、浅黄色为弱阳性、未着色为阴性。再根据各时期颜色的深浅和表达部位的不同来描述两种酶在小鼠釉质发育过程每个时期不同部位的表达情况。

（四）技术路线图

见图4-1。

```
┌──────────────────┐
│   饲养繁殖小鼠    │
└──────────────────┘
          ↓
┌────────────────────────────────────────┐
│ 取孕16d、出生后1d、5d、7d、9d、11d和14d小鼠的含第一磨 │
│ 牙和切牙的下颌骨                          │
└────────────────────────────────────────┘
          ↓
┌────────────────────────────────────────┐
│ 灌注固定，取材，标本经固定、脱钙、脱水、石蜡包埋。连续切片4μm薄片 │
└────────────────────────────────────────┘
          ↓
┌──────────────────┐
│    免疫组化实验    │
└──────────────────┘
          ↓
┌────────────────────────────────────────┐
│ 观察KLK4和CTSC在小鼠釉质发育过程中的时空表 │
└────────────────────────────────────────┘
```

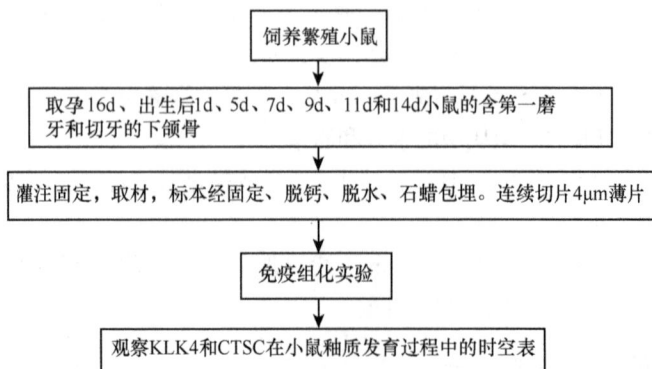

图4-1 技术路线图

第三节 实验结果与分析

一、KLK4 和 CTSC 在小鼠孕 16d 时在下颌牙胚中的表达

在小鼠孕 16d 时，成釉器处于蕾状期晚期，钟状期早期，组织切片中可见外釉上皮层，内釉上皮层和中间层，CTSC 和 KLK4 此时在牙胚中未见着色，表达均为阴性（图 4-2）。

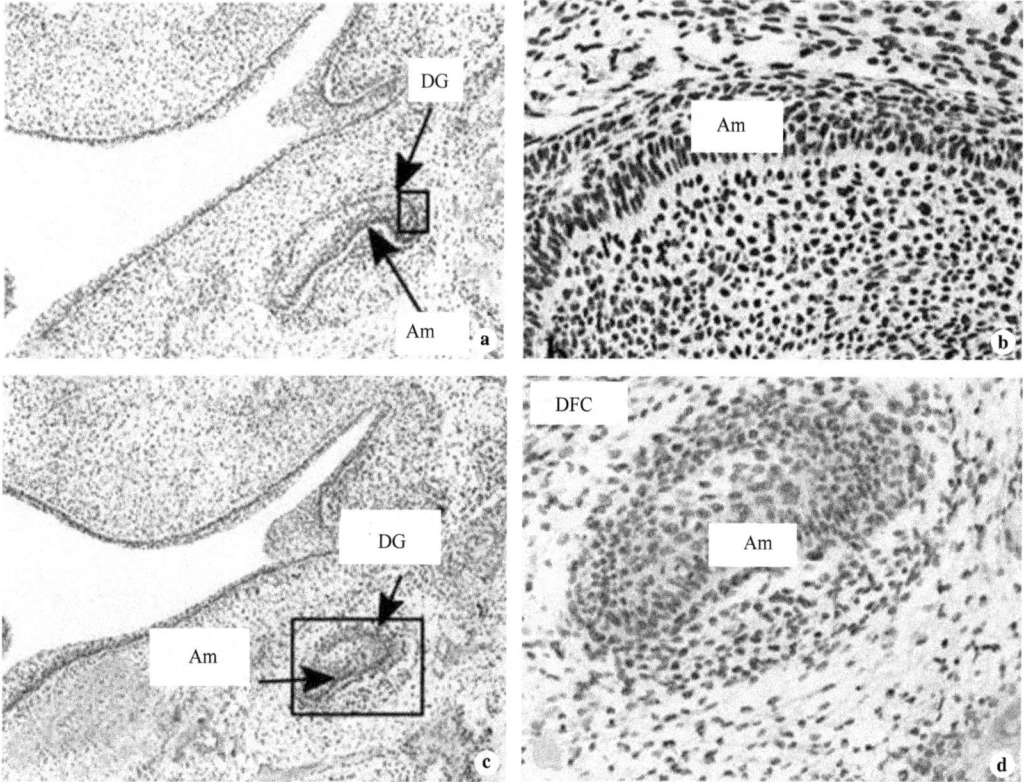

图 4-2 KLK4 和 CTSC 在小鼠孕 16d 时在下颌牙胚中的表达

a: KLK4, ×100, b: KLK4, ×200, c: CTSC, ×100, d: CTSC, ×200, Am: 成釉细胞, DG: 牙胚, DFC: 牙囊细胞

二、KLK4 和 CTSC 在小鼠出生后 1d 时在下颌第一磨牙中的表达

小鼠出生后 1d，牙胚处于钟状期晚期，内釉细胞已经分化为成釉细胞，少量釉质基质形成，组织切片可见牙尖处着色明显，成釉细胞，成牙本质细胞中 KLK4 和 CTSC 均呈弱阳性表达，中间层牙囊细胞表达阴性，未见着色（图 4-3）。

三、KLK4 和 CTSC 在小鼠出生后 5d 时在下颌第一磨牙的表达

小鼠出生后 5d，牙胚处于釉质发育的分泌期，此时可见在成釉细胞中 KLK4 呈阳性表达，成牙本质细胞中弱阳性表达，中间层牙囊细胞呈棕黄色，强阳性表达。CTSC 在成釉细胞强阳性表达，在成牙本质细胞中弱阳性表达，中间层牙囊细胞中未见表达（图 4-4）。

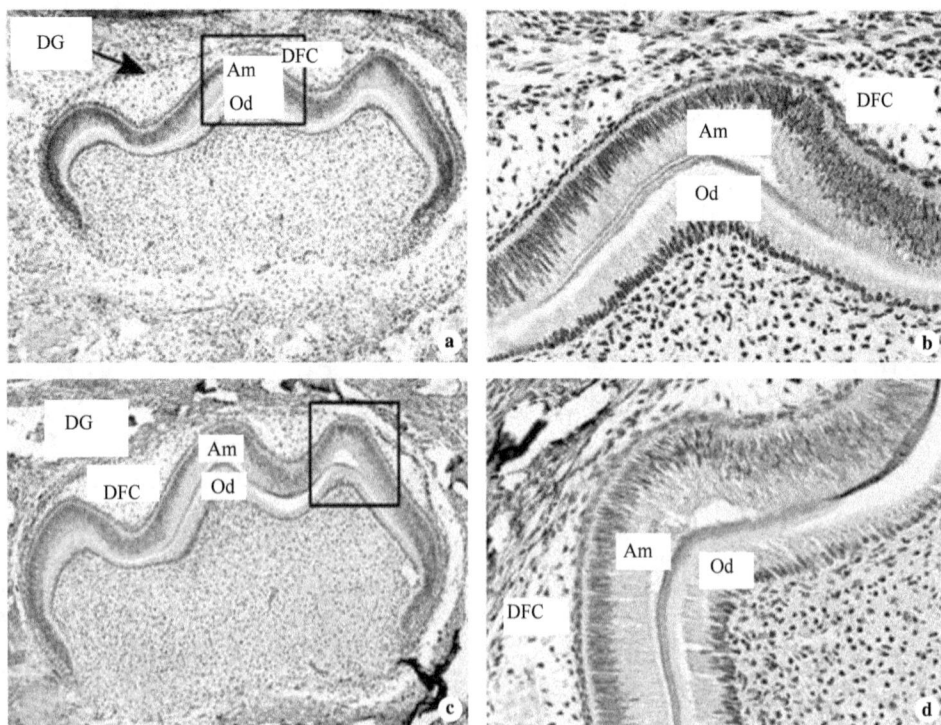

图 4-3　KLK4 和 CTSC 在小鼠出生后 1d 时在下颌第一磨牙中的表达

a：KLK4，×100，b：KLK4，×200，c：CTSC，×100，d：CTSC，×200，Am：成釉细胞，DG：牙胚，DFC：牙囊细胞，
Od：成牙本质细胞

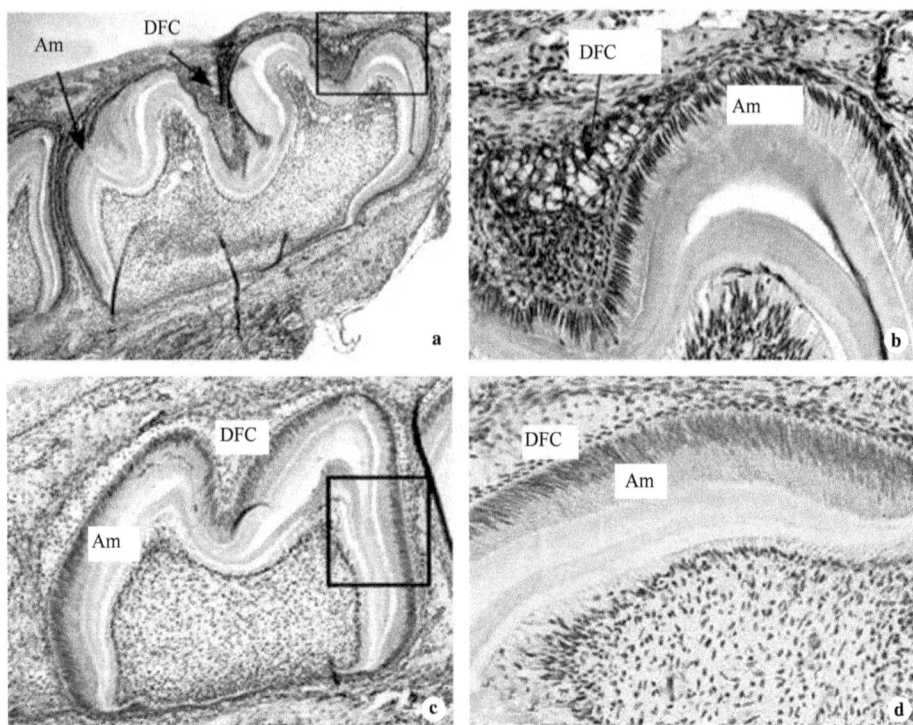

图 4-4　KLK4 和 CTSC 在小鼠出生后 5d 时在下颌第一磨牙中的表达

a：KLK4，×100，b：KLK4，×200，c：CTSC，×100，d：CTSC，×200，Am：成釉细胞，DFC：牙囊细胞

四、KLK4 和 CTSC 在小鼠出生后 7d 时在下颌第一磨牙中的表达

小鼠出生后 7d 已进入到釉质发育的成熟期，大量釉质基质形成，中间层细胞逐渐减少，切片中可见 KLK4 在成釉细胞和成牙本质细胞中表达弱阳性，中间层牙囊细胞表达表达强阳性，此时 CTSC 在成釉细胞中呈强阳性表达，成牙本质细胞中弱阳性表达，中间层牙囊细胞中未见表达（图 4-5）。

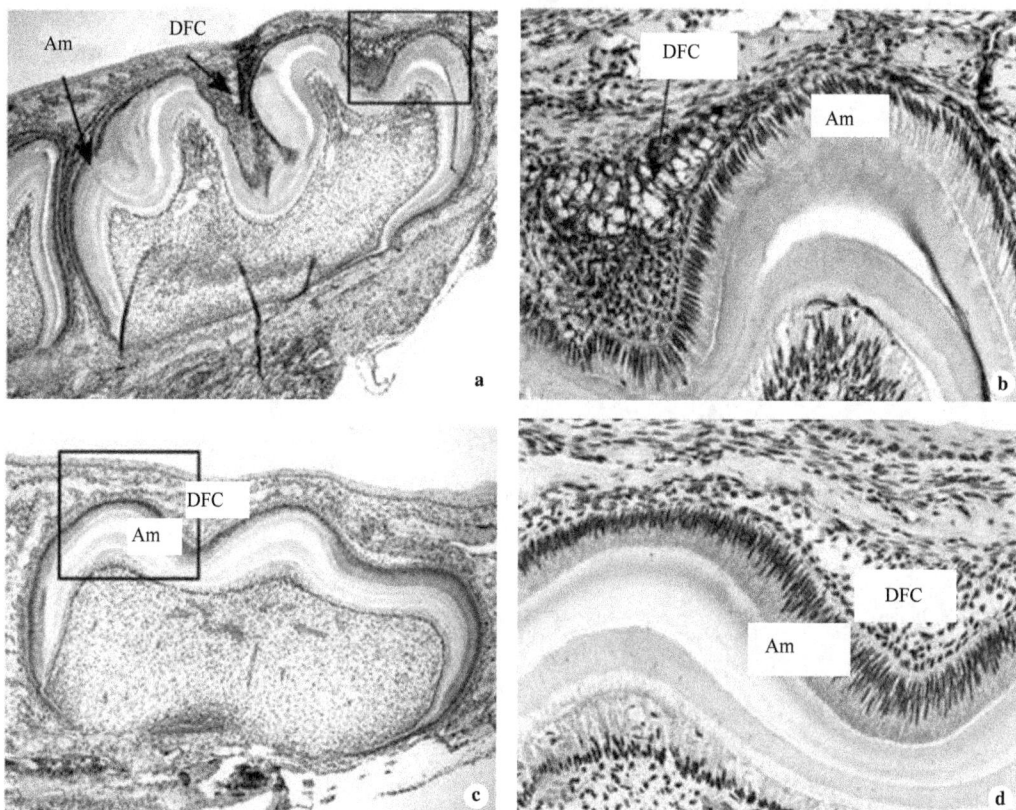

图 4-5 KLK4 和 CTSC 在小鼠出生后 7d 时在下颌第一磨牙中的表达
a：KLK4，×100，b：KLK4，×200，c：CTSC，×100，d：CTSC，×200，Am：成釉细胞，DFC：牙囊细胞

五、KLK4 和 CTSC 在小鼠出生后 9d 时在下颌第一磨牙中的表达

小鼠出生后 9d，牙胚仍然处于釉质发育的成熟期，釉质基质继续形成，中间层细胞持续减少，KLK4 在成釉细胞中表达阳性，在中间层牙囊细胞中表达强阳性，CTSC 在成釉细胞表达为阳性，中间层牙囊细胞阴性表达（图 4-6）。

六、KLK 和 CTSC 在小鼠出生后 11d 时在下颌第一磨牙中的表达

小鼠出生后 11d，釉质基质形成活跃，中间层细胞仅剩一薄层，在成釉细胞和中间层牙囊细胞中 KLK4 呈强阳性表达，CTSC 在成釉细胞中可见弱阳性表达，中间层牙囊细胞始终未见表达（图 4-7）。

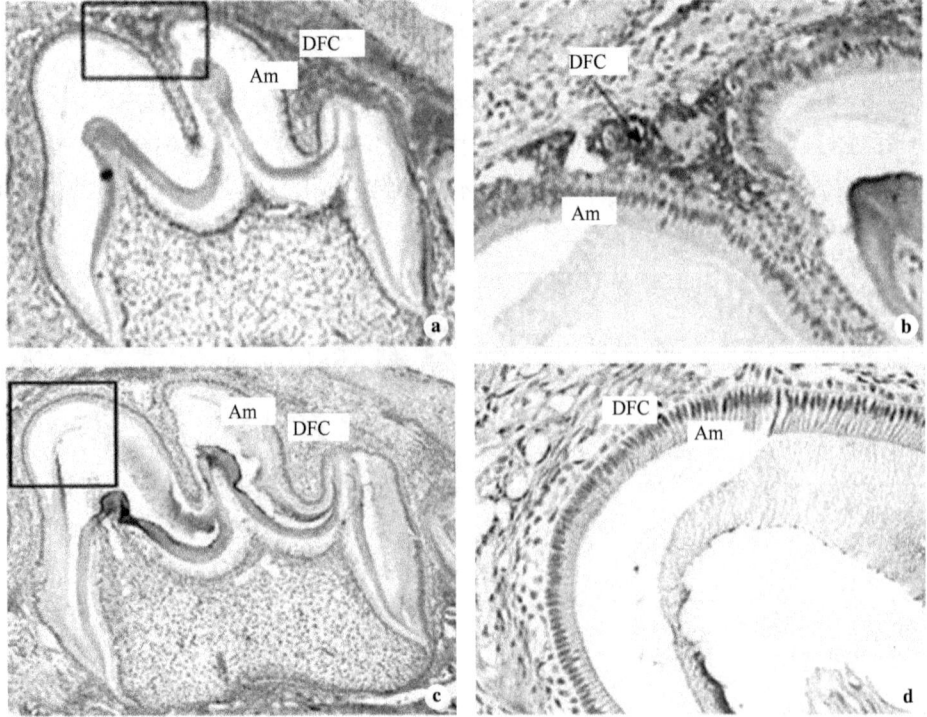

图 4-6　KLK4 和 CTSC 在小鼠出生后 9d 时在下颌第一磨牙中的表达

a：KLK4，×100，b：KLK4，×200，c：CTSC，×100，d：CTSC，×200，Am：成釉细胞，DFC：牙囊细胞

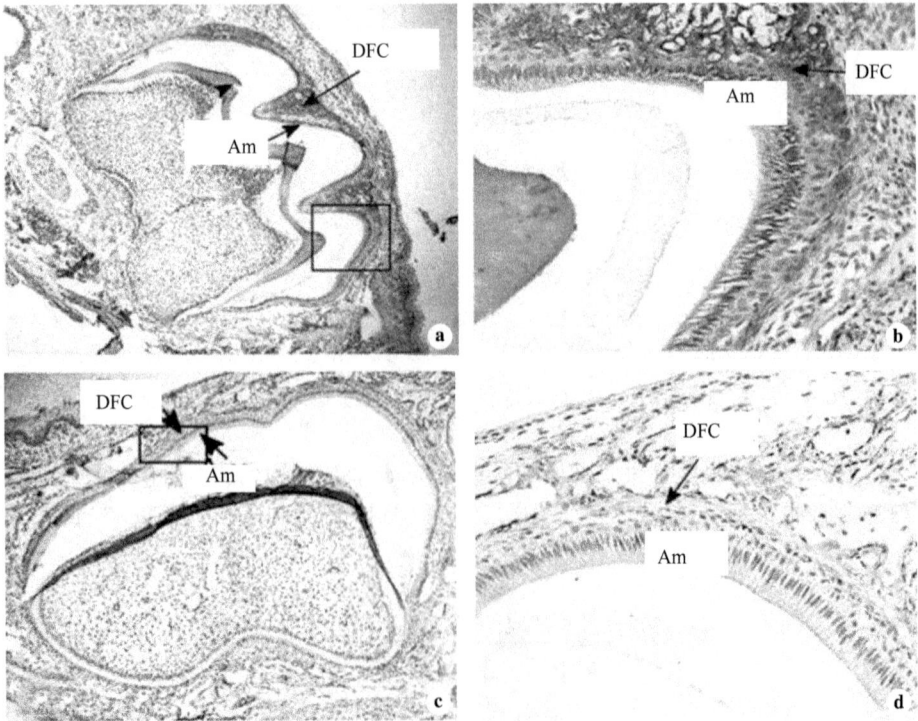

图 4-7　KLK4 和 CTSC 在小鼠出生后 11d 时在下颌第一磨牙中的表达

a：KLK4，×100，b：KLK4，×200，c：CTSC，×100，d：CTSC，×200，Am：成釉细胞，DFC：牙囊细胞

七、KLK4 和 CTSC 在小鼠出生后 14d 时在下颌第一磨牙中的表达

　　小鼠出生后 14d 牙胚已经处于釉质成熟期晚期，成釉细胞低平，中间层细胞消失，此时在成釉细胞中 KLK4 和 CTSC 仍可见表达，但表达较弱，呈弱阳性表达（图 4-8）。

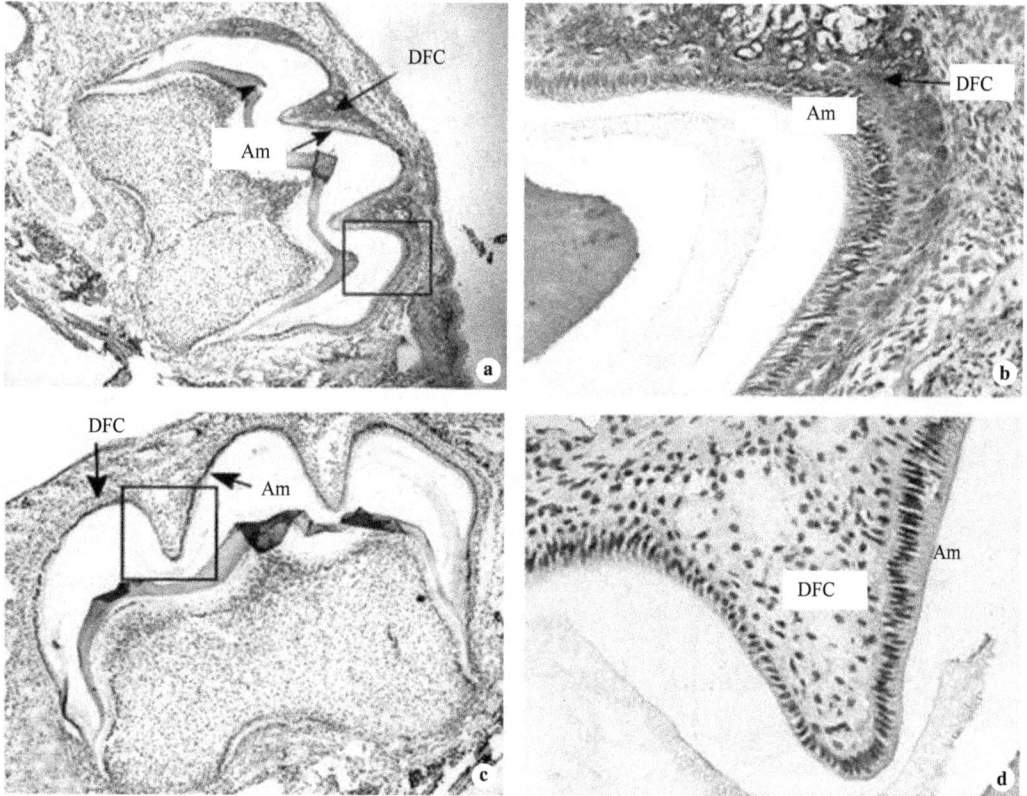

图 4-8　KLK4 和 CTSC 在小鼠出生后 14d 时在下颌第一磨牙中的表达

a：KLK4，×100，b：KLK4，×200，c：CTSC，×100，d：CTSC，×200，Am：成釉细胞，DFC：牙囊细胞

八、KLK4 在小鼠出生后 5d 时在下颌切牙中的表达

　　小鼠出生后 5d，在小鼠切牙的切片中可以看见釉质发育的全过程，自根端的分泌期到冠端的成熟期，KLK4 在成釉细胞的表达是从弱阳性表达到强阳性表达的过程，但是阳性表达的部位的强弱也并非完全一致，在中间层牙囊细胞中也经历从弱阳性到强阳性过程，而在成牙本质细胞中的表达由弱阳性到阳性（图 4-9）。

九、CTSC 在小鼠出生后 5d 时在下颌切牙中的表达

　　小鼠出生后 5d，在小鼠切牙的切片中可以看见釉质发育的全过程，自根端的分泌期到冠端的成熟期，CTSC 在成釉细胞的表达是从弱阳性表达到强阳性表达的过程，在中间层细胞中未见表达，而在成牙本质细胞中的表达由阴性到阳性（图 4-10）。

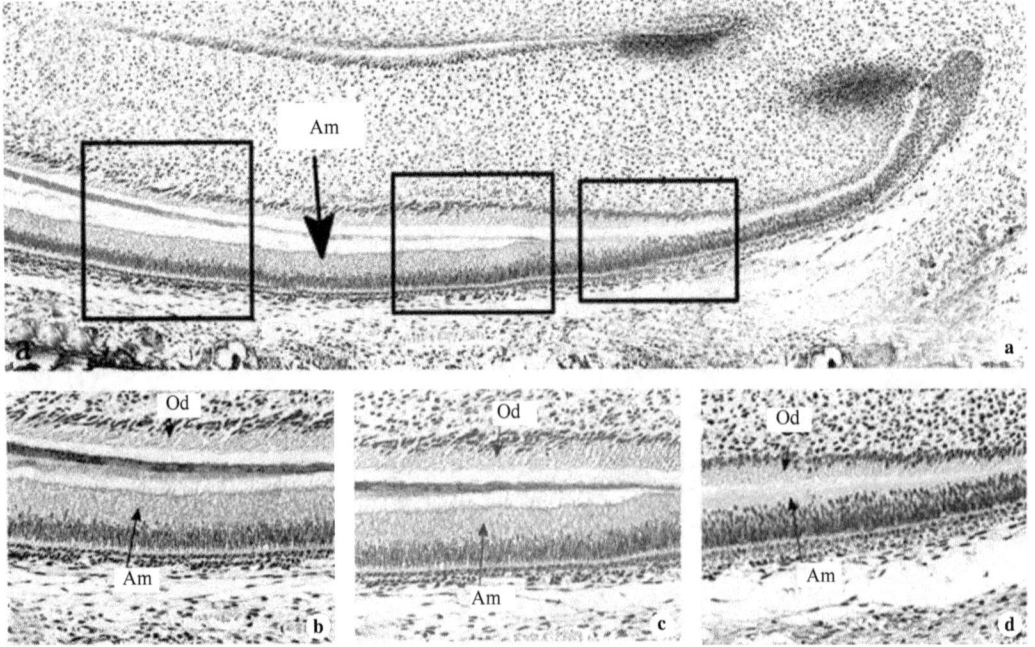

图 4-9　KLK4 在小鼠出生后 5d 时在下颌切牙中的表达

a：×100，b：左边×200，c：中间×200，d：右边，×200，Am：成釉细胞，Od：成牙本质细胞

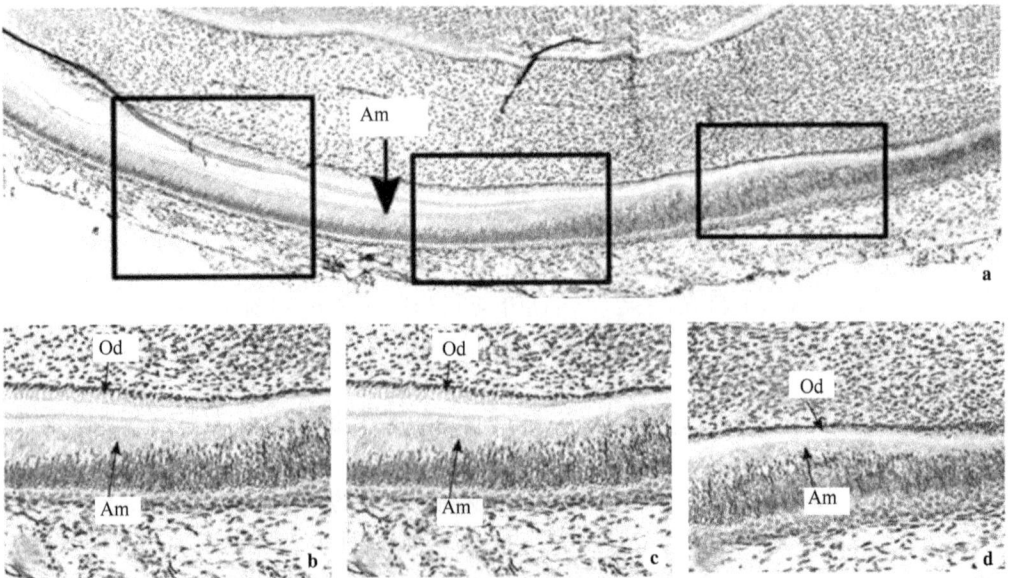

图 4-10　CTSC 在小鼠出生后 5d 时在下颌切牙中的表达

a：×100，b：左边×200，c：中间，×200，d：右边，×200，Am：成釉细胞，Od：成牙本质细胞

第四节　讨　　论

一、釉质的发育过程

釉质的发育过程根据成釉细胞的形态和功能被分为两个阶段，第一阶段称为分泌期，成釉

细胞行使双重功能，产生基质蛋白并进行初矿化，此时釉质层硬度很低，在细小、脆弱的晶体间充满了大量的蛋白成分。第二阶段即成熟期，釉质中水和蛋白质因重吸收而含量降低，而矿物质含量增高，蛋白成分被降解并且移到基质外侧，晶体在宽度和厚度上逐渐生长，形成一种互相扣锁的晶体间的最终形态，这些晶体的沉积是由基质中的蛋白酶基因所调控。在釉质形成中最主要的结构蛋白是釉原蛋白、成釉蛋白和釉蛋白，这些蛋白随着它们的分泌逐渐被降解，一些分裂产物留在釉质基质，另一些被成釉细胞降解或重吸收。

在成熟期早期，是蛋白降解活动最活跃的时期，留在釉质基质中的分裂产物也在这时期被降解。在釉质形成的分泌期，随着釉蛋白的分泌，一些蛋白酶也同时被分泌，早期釉质基质中蛋白成分复杂，但是数量上相对稳定，部分蛋白由于蛋白水解或者分泌而产生，部分蛋白由于进一步的蛋白水解或重吸收而消失，但是每种蛋白的生成与消失并不同步，因此每种蛋白在釉质发育过程中的表达也在不断变化。釉质基质蛋白的选择性水解过程也是决定着釉质基质中蛋白的组成。不同种蛋白酶在釉质发育不同时期的表达，决定了它们在釉质发育过程中各自不同的功能。在釉质形成过程中，主要的两种蛋白酶是 MMP20 和 KLK4，MMP20 主要在分泌期成釉细胞内表达，它能缓慢地分解釉蛋白变成聚集在釉质中的一组分裂产物。而釉蛋白在成熟期进一步被 KLK4 降解[33]。MMP20 在釉质成熟中的作用已经很清楚了，但是与釉质成熟更直接相关的是 KLK4 的表达与活性，需要继续去探讨。

二、KLK4 的生物学特性

KLK4 最初是由日本科学家在猪的牙齿上探查所得，人类 KLK4 基因位于染色体 19q13.33-q13.41 上，在染色体 19 的长臂尖端处有大量成簇的丝氨酸蛋白酶，并由此而命名[2]。KLK4 最初分泌时是一个具有 230 个氨基酸的酶原形式，能在氨基酸末端降解 6 个前肽残基，从而产生由 6 个二硫键加强的 224 个氨基酸的有活性的蛋白[3]。Bartlett 等学者发现在 KLK4[7] 基因敲除的小鼠牙齿中，釉质形成的机制是各种蛋白成分首先形成一个支架，然后 KLK4 逐渐移走支架以便微晶进入，最后形成坚硬的釉质，在此过程中，KLK4 主要功能是分裂和降解釉质基质中的釉蛋白及一些分裂产物。

一般而言，激肽缓释酶类蛋白酶都是作为前体或者不活跃的酶原被分泌的，通过释放 N 端前肽来激活酶原，发挥其蛋白水解作用，这在其功能发挥中是一个关键步骤，经研究 KLK4 不能自体激活，但可以被 MMP20 和嗜热菌蛋白酶激活[34]。Yasuo Yamakoshi 等学者证实了重组人 MMP20 和猪 MMP20 都可以通过精确地分裂位于 Gln29 和 Ile30 上的前肽酶链接来激活 KLK4[8]，但他们同时也发现在 MMP20 基因敲除小鼠内 KLK4 也是活跃的，这说明 KLK4 能被除 MMP20 外的其他酶类激活。

有学者发现 KLK4 的活性还和基质的 pH 值相关，Yamakoshi Y 等学者在不同 pH 值条件下使用酶谱进行定量分析发现，只有在微低于中性条件下 KLK4[8]能在最短的时间内降解 MMP20。在釉质发育过程中，基质中的 pH 值随着成熟期成釉细胞其末端形态的变化而变化，在皱褶状态下的成釉细胞一般是温和的酸性，在光滑状态下酸性较强，而 KLK4 降解 MMP20 仅能发生在中性环境下，因此 KLK4 在降解 MMP20 之前首先要分裂 MMP20 的催化区，它的催化位点会影响锌离子和钙离子对碱离子的结合，继而提高光滑末端下成釉细胞的生理性 pH 值[13]。

三、CTSC 的生物学功能

组织蛋白酶 C 也叫作二肽基肽酶Ⅰ，是一种溶酶体类半胱氨酸蛋白酶，属于番木瓜超科，它的多肽包含 463 个氨基酸，是一种由 4 个相同的亚基通过非共价键相连接的酶，总分子质量约 200kDa，总长度约 47kb，包含 7 个外显子子和 6 个内含子。它的重链和轻链形成一个木瓜酶样结构，包含两个域，在他们相连处有一个活性部位，此部位有一个二硫键的结构和糖基化位点，此部位在潘木瓜家族是独特的能够发挥肽链内切酶活性的重要位点 CTSC 能在许多组织中有表达，在淋巴组织中高表达，它的同系物在许多物种中都有表达[20]。

CTSC 是溶酶体具有水解功能的一部分，能够通过细胞内吞作用或细胞自噬作用将蛋白或者肽类转移给溶酶体。在免疫细胞和炎症细胞内 CTSC 是激活多种丝氨酸蛋白酶的关键蛋白酶，它通过去除酶原 N 端的一个或者多个二肽来激活许多种糜蛋白酶样丝氨酸蛋白酶。CTSC 功能异常可能会造成某种畸形，尤其是它在上皮细胞和免疫细胞高表达时，由于对于蛋白降解的减少，常会造成皮肤角化过度。有学者通过 Vickers 微硬度测试比较基因敲除小鼠和健康小鼠的釉质硬度，证实了缺少 CTSC 的小鼠的釉质硬度明显变软，在体外研究中亦发现 CTSC 能够激活 KLK4[35]，因此 CTSC 是釉质成熟期最可能激活 KLK4 的酶类。

四、KLK4 和 CTSC 在下颌第一磨牙釉质发育过程中的表达及分析

在我们的研究中可以发现 KLK4 在孕鼠 16d，即在釉质钟状期早期未见明显的表达，此时成釉细胞尚未分化完成。在小鼠出生后 1d 即釉质发育的分泌期早期，部分成釉细胞分化完成，切片可可见成釉细胞，成牙本质细胞和中间层牙囊细胞，在成釉细胞和成牙本质细胞的胞质中 KLK4 表达弱阳性，中间层牙囊细胞未见表达。随着成釉细胞进一步的分化，在小鼠出生后 5d，釉质分泌期晚期，在成釉细胞中 KLK4 表达有所提高，呈阳性表达，中间层表达明显呈强阳性，成牙本质细胞弱阳性表达。小鼠出生后 7d，大量釉质基质形成，釉质发育步入成熟期早期，在成釉细胞和成牙本质细胞中 KLK4 表达呈弱阳性，中间层牙囊细胞表达强阳性。小鼠出生后 9d，牙胚仍然处于釉质发育的成熟期，釉质基质继续形成，中间层细胞持续减少，KLK4 在成釉细胞中表达阳性，在中间层牙囊细胞中表达强阳性。小鼠出生后 11d，釉质基质形成活跃，中间层细胞仅剩一薄层，在成釉细胞和中间层牙囊细胞中 KLK4 呈强阳性表达。小鼠出生后 14d，釉质发育进入成熟期晚期，成釉细胞低平，中间层细胞消失，此时在成釉细胞中 KLK4 表达较弱，呈弱阳性表达，此时釉质已经接近完全形成。由此可见，KLK4 在釉质发育的分泌期早期开始出现，它的表达经历了一个由弱变强又逐渐减弱的过程，但是该变化也不是完全规律，这种曲线的变化也可能与成釉细胞周期性形成釉质相关。KLK4 的持续表达也进一步证实了它是釉质矿化时蛋白水解过程中非常重要的一种酶类。与其生物学特点相结合，表明釉质发育过程中，能不断降解蛋白，为釉质矿化时晶体的沉积提供空间。这与 Bartlett JD 等学者在 KLK4[7] 基因敲除的小鼠中的发现相符，研究表明缺少 KLK4 的小鼠的釉质在厚度上是正常的，釉质的整体结构以及釉柱和釉柱间晶体的结构都是正常的，但是成熟期后由于釉质中的蛋白降解不全，使得成熟后的釉质外层是硬的，但是内侧是软的，含有比正常多的蛋白成分，整体的矿化率低于 25%，说明 KLK4 对釉质的矿化影响很大。Zhu 等学者在体外对釉蛋白的水解实验中显示，MMP20 和 KLK4 对釉蛋白的水解使得釉蛋白对羟磷灰石晶体的结合变弱，逐渐釉质基质中的蛋白完全消失，此外，还证实了 KLK4 对釉蛋白的消化力要比 MMP20 更有效率更彻底，

说明在成熟期将釉蛋白从釉基质中消除的蛋白酶主要是 KLK4[36]。因此，明确 KLK4 的表达时间和部位，了解 KLK4 所涉及的蛋白水解过程对于认识釉质结构的形成是很有必要的。

除了在成釉细胞中的表达，在牙囊细胞 KLK4 也始终有表达，并且基本与成釉细胞表达一致。有学者在免疫组化实验中发现 Pax6 蛋白在小鼠牙胚发育的早期上皮来源的牙囊细胞中可见其表达，推测它可能与牙齿形态，釉质发育相关[37]。也有国内学者唐开亮等人研究矿化和细胞分化相关因子组织非特异性碱性磷酸酶 TNSALP 在中间层和成釉细胞的表达强弱变化有一定的相关性，而且中间层细胞的凋亡变化和成釉细胞很接近，提示中间层细胞可能与成釉细胞的功能有关，为釉质提供营养并进行离子交换，而且它的高碱性磷酸酶活性可能与釉质的形成有关系，诱导成釉细胞分泌釉质基质，促进釉质形成[38]。和我们的试验比较，牙囊细胞在釉质发育过程中，不仅对成釉细胞具有营养和缓冲作用，它在釉质的矿化过程中也是有一定作用的，这需要学者们进一步去研究。

由于 KLK4 酶原的不活跃性，很多学者对 KLK4 的活化进行了研究。有学者发现在分泌期时 MMP20 能激活 KLK4，而在成熟期 KLK4 又灭活 MMP20，因此在成熟期 KLK4 就需要其他酶类来激活[8]，之前有学者已经在体外实验证明了这一点。

CTSC 可能激活 KLK4[35]。在本实验中我们可以明确看见 CTSC 也在釉质成熟过程中始终可见表达。在孕鼠 16d，同 KLK4 一样，CTSC 在此时未见表达。在小鼠出生后 1d 进入釉质发育的分泌期早期，在成釉细胞和成牙本质细胞的胞质中 CTSC 表达弱阳性，中间层细胞未见表达。在小鼠出生后 5d，成釉细胞继续分化，CTSC 在成釉细胞中表达明显增多，呈强阳性表达，成牙本质细胞弱阳性表达，中间层牙囊细胞未见表达。小鼠出生后 7d，釉质发育进入成熟期早期，在成釉细胞 CTSC 仍呈强阳性表达，成牙本质细胞表达呈弱阳性，中间层牙囊细胞未见表达。小鼠出生后 9d，CTSC 在成釉细胞表达为阳性，中间层牙囊细胞阴性表达；小鼠出生后 11d，CTSC 在成釉细胞中可见弱阳性表达，中间层牙囊细胞始终未见表达；小鼠出生后 14d，牙胚已经处于釉质成熟期晚期，成釉细胞低平，中间层细胞消失，CTSC 仍可见表达，但表达较弱。我们可以看见在小鼠出生后 5d、7d 成釉细胞中表达最强烈，其后始终可见表达，但表达逐渐减弱，且在牙囊细胞中始终未见表达。CTSC 是一种溶酶体类蛋白酶，在激活免疫细胞和炎症细胞的丝氨酸蛋白酶时显示重要的作用[21]。关于 CTSC 的研究很多是和 PLS 相关，而这类疾病常常造成患者的乳牙和恒牙的过早缺失，严重的牙周疾病，以及手掌、足底皮肤的过度角化[25]。在人体内，学者们发现 CTSC 在宿主对细菌的防御中显示重要的作用，能够激活中性粒细胞来源的多种丝氨酸蛋白酶如弹性蛋白酶和蛋白酶 3。Morteza Moghaddasian 等学者在对六名 PLS 病人的研究中发现，CTSC 变异可能导致集中蛋白亮氨酸残端的丢失，从而导致蛋白结构的改变[39]。因此 CTSC 在蛋白降解中的作用也是不容忽视的，但是可能由于 PLS 病人患牙早失，因此对于 CTSC 在患牙发育过程中的变异情况未见报道，对于这类患牙发育异常是否与 CTSC 变异相关也少有研究。但是 CTSC 在釉质成熟期的表达表明它在蛋白降解过程中也起着重要的作用，可能促使基质中蛋白减少，与蛋白矿化有关。

五、KLK4 和 CTSC 在下颌切牙釉质发育过程中的表达及分析

啮齿类动物的切牙切端一生中都在不断磨耗，也会代偿性地不停生长，任何时候沿着它的剖面上都可见到釉质发育过程的所有时期，这种特点使得啮齿类动物的切牙成为研究釉质发育最适合的模型，在牙齿的纵向上能够很清晰地看见釉质发育的不同时期。由于这个原因，很多

年来一致广泛使用鼠类动物的切牙进行研究，它的釉质结构模型也是恢复最完善的。实验中，在小鼠出生后5d,切牙的切片中可以看见釉质发育的全过程，自根端的分泌期到冠端的成熟期，KLK4的表达可见在成釉细胞中从弱阳性表达到强阳性表达的过程，但是阳性表达的部位的强弱也并非完全一致，在中间层细胞中也经历从弱阳性到强阳性过程，而在成牙本质细胞中的表达由弱阳性到阳性，KLK4在切牙釉质中的表达基本与在磨牙中的相符，不同部位不同的表达情况说明了在釉质的形成和矿化中有着重要的作用，在成牙本质细胞中也暗示其在牙本质发育的蛋白降解中也可能发挥作用。在最近的文献中，Bartlett JD等人在KLK4[7]基因敲除小鼠中研究釉质的结构时发现，KLK4缺失时，釉质缺损最先发生在接近牙本质的釉层中，此处釉柱未形成相互交织的状态，而留下一个个孔状结构；正常釉柱间沉积的大量晶体不能结合在一起，而从釉柱间脱落下来；最重要的是釉质中的晶体在宽度和厚度上依旧会继续成长，但是由于大量的蛋白存在，所以最后的相互扣锁不能完成。因此在釉质的发育过程中，KLK4的蛋白降解作用对于釉质结构的最终形成是起着非常重要的作用的。

在实验中，也可以看见CTSC在釉质发育的各个时期都有表达，在成釉细胞的表达是从弱阳性表达到强阳性表达的过程，在中间层细胞中未见表达，而在成牙本质细胞中的表达由阴性到阳性。在成釉细胞中的表达表明了在釉质发育过程中CTSC对于釉质的形成和矿化也是很重要的，而与KLK4在成釉细胞中表达过程相似，其本身对于丝氨酸蛋白酶的激活作用也暗示了在釉质形成的蛋白降解过程中它们可能是相关的两种酶类。

六、KLK4与CTSC在釉质发育过程中的相关性

在小鼠釉质成熟期，在出生后5d的牙胚组织中可见CTSC的表达最强烈，这也与KLK4的表达基本一致，这也暗示CTSC在釉质成熟期早期应该是激活KLK4主要的酶类，是此期间蛋白水解过程中的关键酶，但是5d之后，CTSC也始终可见表达，但逐渐减弱，KLK4在11d时仍表达很明显，这也说明在釉质成熟期后期虽然CTSC仍激活KLK4，但它不是唯一激活KLK4的酶类。此外，KLK4在牙囊细胞中有表达，而CTSC始终未见表达，这更证实了CTSC或许只是釉质成熟期激活KLK4的酶类之一。

蛋白酶对釉质基质蛋白的分解对于最终晶体的沉积很重要，在这个降解过程中任意蛋白结构和数量的变化都可能引起整个釉质形成过程的改变。然而，对于釉质基质中蛋白的降解过程，有学者也发现经过激活的KLK4可能不能直接降解蛋白，需要再去激活糜蛋白酶C来起作用，但这一切都不明确，而同样的，很多半胱氨酸组织蛋白酶在合成时也是不活跃的酶原，它的激活需要去除N端的前肽。因此，对于KLK4和CTSC在釉质发育过程中是如何起作用的，所参与的酶联降解过程具体有哪些酶参与都是需要我们继续去研究的。KLK4和CTSC在釉质成熟期的表达是肯定的，作为蛋白降解过程的一部分，对于釉质基质蛋白的输出，釉质矿化都起到重要的作用。

七、结　　论

（1）KLK4和CTSC在釉质发育的不同时期均有不同程度的表达。

（2）CTSC可能协助KLK4在釉质形成和矿化过程中起作用。

（3）CTSC可能是釉质发育过程中激活KLK4的酶类，但不是唯一能够激活KLK4的酶类。

参 考 文 献

[1] Charone S，De Lima Leite A，Peres-Buzalaf C，et al. Proteomics of secretory-stage and maturation-stage enamel of genetically distinct mice. Caries Res，2016，50（1）：24-31.

[2] Hu C C，Hart T C，Dupont B R，et al. Cloning human enamelin cDNA，chromosomal localization，and analysis of expression during tooth Development. Journal of Dental Research，2000，79（4）：912-919.

[3] Simmer J P，Fukae M，Tanabe T，et al. Purification，characterization，and cloning of enamel matrix serine proteinase 1. Journal of Dental Research，1998，77（2）：377-386.

[4] Yamakoshi Y，Yamakoshi F，Hu J C，et al. Characterization of kallikrei- related peptidase 4 glycosylations. European Journal of Oral Sciences，2011，119（1）：234-240.

[5] Smith C E，Richardson A S，Hu Y，et al. Effect of kallikrein 4 loss on enamel mineralization：comparison with mice lacking matrix metalloprotei- nase 20. J Biol Chem，2011，286（20）：18149-18160.

[6] Simmer J P，Richardson A S，Smith C E，et al. Expression of kallikrein- related peptidase 4 in dental and non-dental tissues. Eur J Oral Sci，2011，119（1）：226-233.

[7] Bartlett J D，Simmer J P. Kallikrein-related peptidase-4（KLK4）：role in enamel formation and revelations from ablated mice. Front Physiol，2014，5：240.

[8] Yamakoshi Y，Simmer J P，Bartlett J D，et al. MMP20 and KLK4 activation and inactivation interactions in vitro. Arch Oral Biol，2013，58（11）：1569-1577.

[9] Cho A，Haruyama N，Hall B，et al. TGF-β regulates enamel mineralization and maturation through KLK4 expression. Plos One，2013，8（11）：e82267.

[10] Suzuki M，Shin M，Simmer J P，et al. Fluoride affects enamel protein content via TGF-β 1-mediated KLK4 inhibition. J Dent Res，2014，93（10）：1022-1027.

[11] Guo F，Feng J，Wang F，et al. Bmp2 deletion causes an amelogenesis imperfecta phenotype via regulating enamel gene expression. J Cell Physiol，2015，230（8）：1871-1882.

[12] Abbasoğlu Z，Tanboğa İ，Küchler EC，et al. Early childhood caries is associated with genetic variants in enamel formation and immune response genes. Caries Res，2015，49（1）：70-77.

[13] Tye C E，Pham C T，Simmer J P，et al. DPPI may activate KLK4 during enamel formation. J Dent Res，2009，88（4）：323-327.

[14] Simmer J P，Richardson A S，Hu Y Y，et al. A post-classical theory of enamel biomineralization...and why we need one. Int J Oral Sci，2012，4（3）：129-134.

[15] Schmitt M，Magdolen V，Yang F，et al. Emerging clinical importance of the cancer biomarkers Kallikrein-related peptidases（KLK）in female and male reproductive Organ malignancies. Radiol Oncol，2013，47（4）：319-329.

[16] Kontos C K，Chantizis D，Papadopoulou I N，et al. Kallikrein-related peptidase 4（KLK4）mRNA predicts short-term relapse in colorectal adenocarcinoma patients. Cancer let，2013，330（1）：106-112.

[17] Papagerakis，Pannone G，Zheng LI，et al. Clinical significance of kallikrein-related peptidase-4 in oral cancer. Anticancer Res，2015，35（4）：1861-1866.

[18] Foteinou E，Kontos C K，Giotakis AI，et al. Low mRNA expression levels of kallikrein-related peptidase 4（KLK4）predict short-term relapse in patients with laryngeal squamous cell carcinoma. Biol Chem，2014，395（9）：1051-1062.

[19] Santilman V，Jadot M，Mainferme F. Importance of the propeptide in the biosynthetic maturation of rat cathepsin C. Eur J Cell Biol，2002，81（12）：654-663.

[20] Mølgaard A，Arnau J，Lauritzen C，et al. The crystal structure of human dipeptidyl peptidase I（cathepsin C）in complex with the inhibitor Gly-Phe-CHN2. Biochem J，2007，401（3）：645-650.

[21] Perera N C，Wiesmüller K H，Larsen M T，et al. NSP4 is stored in azurophil granules and released by activated neutrophils as active endoprotease with restricted specificity. J Immunol，2013，191（5）：2700-2707.

[22] Liu W，Yan M，Liu Y，et al. Olfactomedin 4 inhibits cathepsin c-mediated protease activities，thereby modulating neutrophil killing of staphylococcus aureus and escherichia coli in mice. J Immunol，2012，189（5）：2460-2467.

[23] Sørensen O E, Clemmensen S N, Dahl S L, et al. Papillon-Lefèvre syndrome patient reveals species-dependent requirements for neutrophil defenses. J Clin Invest, 2014, 124 (10): 4539-4548.

[24] Eick S, Puklo M, Adamowicz K, et al. Lack of cathelicidin processing in Papillon-Lefevre syndrome patients reveals essential role of LL-37 in periodontal homeostasis. Orphanet J Rare Dis, 2014, 9: 148.

[25] Hamon Y, Legowska M, Fergelot P, et al. Analysis of urinary cathepsin C for diagnosing Papillon-Lefèvre syndrome. FEBS J, 2016, 283 (3): 498-509.

[26] Sulák A, Tóth L, Farkas K, et al. One mutation, two phenotypes: a single nonsense mutation of the CTSC gene causes two clinically distinct phenotypes. Clin Exp Dermatol, 2016, 41 (2): 190-195.

[27] Wu W, Chen B, Chen X, et al. A novel large deletion combined with a nonsense mutation in a Chinese child with Papillon-Lefevre syndrome. J Periodontal Res, 2015, doi: 10.1111/jre.12317.

[28] Ruffell B, Affara N I, Cottone L, et al. Cathepsin C is a tissue-specific regulator of squamous carcinogenesis. Genes Dev, 2013, 27 (19): 2086-2098.

[29] Di Rosa M, Sanfilippo C, Libra M, et al. Different pediatric brain tumors are associated with different gene expression profiling. Acta Histochem, 2015, 117 (4-5): 477-485.

[30] Moghaddasian M, Arab H, Dadkhah E, et al. Protein modeling of cathepsin C mutations found in Papillon-Lefèvre syndrome. Gene, 2014, 538 (1): 182-187.

[31] Herías V, Biessen E A, Beckers C, et al. Leukocyte cathepsin C deficiency attenuates atherosclerotic lesion progression by selective tuning of innate and adaptive immune responses. Arterioscler Thromb Vasc Biol, 2015, 35 (1): 79-86.

[32] Simmer J P, Richardson A S, Smith C E, et al. Expression of kallikrein-related peptidase 4 in dental and non-dental tissues. Eur J Oral Sci, 2011b, 119: 226-233.

[33] Bartlett J D, Smith C E. Modulation of cell-cell junctional complexes by matrix metalloproteinases. J Dent Res, 2013, 92 (1): 10-17.

[34] Ryu O, Hu J C, Yamakoshi Y, et al. Porcine kallikrein-4 activation, glycosylation, activity, and expression in prokaryotic and eukaryotic hosts. Eur J Oral Sci, 2002, 110 (5): 358-365.

[35] Tye C E, Pham C T, Simmer J P, et al. DPPI may activate KLK4 during enamel formation. Journal of Dental Research, 2009, 88 (4): 323-327.

[36] Zhu L, Liu H, Witkowska H E, et al. Preferential and selective degradation and removal of amelogenin adsorbed on hydroxyapatites by MMP20 and KLK4 in vitro. Front Physiol, 2014, 5: 268.

[37] Lei H, Liu H, Ding Y, et al. Immunohistochemical localization of Pax6 in the developing tooth germ of mice. J Mol Histol, 2014, 45 (4): 373-379.

[38] 唐开亮, 李纾, 肖长杰, 等. 小鼠釉质发育过程中成釉器中间层细胞增殖、凋亡以及组织非特异性碱性磷酸酶的表达. 上海口腔医学, 2008; 17 (1): 77-83.

[39] Moghaddasian M, Arab H, Dadkhah E, et al. Protein modeling of cathepsin C mutations found in Papillon - Lefèvre syndrome. Gene, 2014, 538 (1): 182-187.